Migräne

Ursachen und Behandlung

Prof. Peter Kniep

MIGRÄNE

Ursachen und Behandlung

ENGLISCH VERLAG

CIP-Kurztitelaufnahme der Deutschen Bibliothek

Kniep, Peter:
Migräne: Ursachen und Behandlung/Peter Kniep.
Wiesbaden: Englisch, 1987.
ISBN 3-88140-260-8

Printed in Austria

Inhaltsverzeichnis

Für die wertvolle Hilfe und Mitarbeit
bei der Entstehung dieses Buches danke ich
Elisabeth Wellmann,
Thomas Luksch,
Horst Suchomski
und nicht zuletzt meiner Frau Alla,
meinen Söhnen Tim und Jan
sowie meinen Patienten
für die mir vermittelten Erfahrungen und Kenntnisse.

Vorwort

Auch wenn von seiten des Verlages für dieses Buch der Titel „Migräne – Ursachen und Behandlung“ gewählt wurde, hielt ich es sachlich und fachlich für unumgänglich, einen Teil des Buches dem Krankheitsbild „Kopfschmerzen“ zu widmen. Gilt es doch diagnostisch und therapeutisch zu klären, ob es sich um eine Migräne oder um Kopfschmerzen handelt. Dieses vor allem, da sich die Krankheitsbilder abwechseln, parallel bestehen oder ineinander übergehen können.

Im ersten Teil dieses Buches werden sowohl die unterschiedlichen Arten von Kopfschmerz, deren Entstehung, Ablauf, Symptome und Behandlung als auch andere Schmerzzustände des Kopfes beschrieben.

Im zweiten Teil behandle ich ausführlich die differenzierten Formen der Migräne, deren Entstehung, Ablauf, Symptome und Behandlung.

Auf eine ausführliche Darstellung dieser Themen wurde großer Wert gelegt, um dem Leser über das Alltagswissen hinausgehende, wichtige Informationen zu vermitteln, die ihn in die Lage versetzen, gemeinsam mit seinem Behandler seine Krankheit überwinden zu können.

Der dritte Teil des Buches hat herkömmliche Therapieformen der geschilderten Krankheitsbilder zum Inhalt,

während im vierten Abschnitt alternative Diagnose- und Behandlungsweisen beschrieben werden.

Im fünften Abschnitt wird neben ganzheitlichen Therapiemethoden der Hintergrund von Krankheiten allgemein und im besonderen von Kopfschmerz und Migräne erörtert. Dieses geschieht über die Sprache der Symptome und damit über die rein somatische Betrachtungsweise hinaus. Es geht hierbei um die Untersuchung der Hintergründe ganzheitlicher Betrachtung: Wo sind wir aus der Ordnung herausgefallen, wo liegt die geistig-seelische Entsprechung dieses Symptoms, denn krank ist immer nur der ganze Mensch, bestehend aus Geist, Körper und Seele.

Den sechsten und letzten Abschnitt bilden hochwirksame Selbsthilfemethoden. Das Buch schließt ab mit einer praktischen Anleitung zur Erstellung einer Autosuggestionskassette.

Die medizinisch detaillierte Betrachtungsweise bietet dem Leser zunächst ein düsteres Bild. Bei fortschreitender Lektüre lichtet sich das Bild jedoch zusehends, denn gerade ganzheitliche Diagnose- und Therapiemethoden weisen den Weg zur Gesundheit.

Stukenbrock, im Januar 1987 *Peter Kniep*

Einführung

Stellen Sie sich doch einmal die folgende Situation vor: Sie haben wegen Ihrer Kopfschmerzen eine Klinik oder eine Praxis aufgesucht. Nach einer entsprechenden Untersuchung mit einem neuartigen Gerät teilt Ihnen der Arzt mit, daß als Wert für Ihre Schmerzen drei „Dol" gemessen wurde, dieser Wert für die Ausstellung einer Arbeitsunfähigkeitsbescheinigung jedoch zu niedrig ist und auch aufgrund dieser objektiven Erhebung weitere kostspielige Therapieverfahren nicht in Frage kommen, sondern die Einnahme von stark wirkenden Arzneimitteln, Schmerzmitteln und/oder Psychopharmaka als Therapie vorgeschlagen wird.

Auch wenn das soeben Beschriebene sehr phantastisch und zu negativ erscheinen mag, hat es einen ernsten Hintergrund. Amerikanische Forscher haben den Schmerz meßbar gemacht. Als Maßeinheit wurde der Begriff „Dol" gewählt. Diese Bezeichnung wurde von dem lateinischen Wort „dolor" = Schmerz abgeleitet. Der höchste Wert auf dieser Skala der Schmerzintensität beträgt zehn Dol. In diesen Bereich fallen Nierenkoliken, Verbrennungen und Geburtswehen. Den Wert von zwei Dol erreichen Gelenkschmerzen, Zahnschmerzen und Bauchschmerzen auf dieser Skala.

Was mag wohl die amerikanischen Forscher dazu bewogen haben, ein derartiges Meßverfahren zu entwickeln? Daß hierdurch für den schmerzleidenden Menschen etwas Helfendes, geschweige denn die „Ur-Sache" Betreffendes geschieht, ist kaum vorstellbar.

Mir scheint viel eher das Dilemma, in welchem heute die überwiegend materialistisch-mechanistisch, pragmatisch orientierte Schulmedizin steckt, mehr als deutlich zu werden.

Erst das, was meßbar und katalogisierbar wird, scheint in diesem Sinne Bedeutung zu erhalten, insbesondere dann, wenn das zu Messende einen isolierten Teilbereich darstellt, der den Gesamtzusammenhang ignoriert.

Vor lauter (Über-)Spezialisierung in die einzelnen Fachgebiete und deren Unterabteilungen scheint der Mensch als Ganzheit – bestehend aus Geist, Körper und Seele – verloren gegangen zu sein.

Schon die Sprachregelung macht deutlich, welche Wertigkeit der Schmerz in unserer Gesellschaft und Kultur hat. Denn es ist eigentlich überwiegend von einem Bekämpfen des Schmerzes die Rede. Der Schmerz wird durchweg als ein negatives Ereignis erlebt und dargestellt. Sicherlich sind Schmerzen keine angenehme Sache. Sie können einen Menschen bis zur Raserei, ja sogar bis zum Selbstmord bringen. Der Schmerz hat jedoch eine sehr wichtige Funktion für unseren Körper. Er weist uns darauf hin, und dieses unmißverständlich, daß etwas mit uns nicht in Ordnung ist. Er hat eine Signalfunktion, er bewahrt uns vor weiteren, eventuell tiefergehenden Schäden.

Denkt man an die Menschen, die mit der Tatsache leben müssen, daß ihre Schmerzempfindung stark herabgesetzt ist, oder die gar keine Schmerzempfindung haben, wird deutlich, wie wichtig und notwendig der Schmerz für uns Menschen ist: wie gefährlich es sein kann, ohne Schmerzmeldung zu leben.

Stellen Sie sich die möglichen Folgen vor, wenn z.B. bei einem Hautkontakt mit einer glühend heißen Herdplatte die Schmerzmeldung ausbleibt und damit die verhütende Reaktion, nämlich die sofortige Entfernung von der Gefahrenquelle.

Wie unsinnig und zugleich gefährlich das ausschließliche Bekämpfen des Schmerzes ist, macht die folgende Überlegung deutlich. Kein Autofahrer käme auf den Gedanken, seine Warnleuchte für abgenutzte Bremsbeläge wegen des störenden roten Lichtes auszubauen, weil er damit nur das Signal, nicht aber die Ursachen beseitigt hätte und ein Unfallschaden unweigerlich die Folge wäre.

Betrachtet man jedoch die noch überwiegend zu beobachtende Verschreibungspraxis großer Teile der Ärzteschaft und den damit verbundenen hohen Konsum an Schmerzmitteln, so scheint die Erkenntnis aus dem angeführten Beispiel, übertragen auf uns Menschen, kaum oder gar keine Gültigkeit zu haben.

Schmerzen werden auch heute noch, und dieses gilt besonders für Kopfschmerzen und Migräne, in der Hauptsache bekämpft und nicht ursächlich, sondern symptomatisch behandelt. Vielmehr wird das Symptom zur Ursache, die Ursache aber bleibt unbehandelt, wirkt jedoch weiter. Die „Warnleuchte" hat ihre Funktion verloren.

Spricht man von Kopfschmerzen, so weiß jeder, was damit gemeint ist, wenn auch die Art und Weise des Auftretens und Erlebens der Schmerzen höchst unterschiedlich sein kann. Es können zum Beispiel Schmerzen im Schädel, hinter den Augen, im Nacken zum Hinterkopf aufsteigend, im Gesichtsbereich, ganz- oder halbseitig, auch anfallsweise oder ständig, über Stunden oder Tage, ja sogar über Jahre hinweg bestehen.

Orientiert an den Erscheinungsformen, dem Ablauf und den meines Erachtens vermeintlichen Ursachen der Schmerzen im Bereiche des Kopfes werden unterschiedliche Arten von Kopfschmerzen mit entsprechenden Bezeichnungen versehen und gekennzeichnet.

Eine einheitliche, allgemein anerkannte Einteilung der Kopfschmerzen gibt es noch nicht. Jedoch wird im allgemeinen unterschieden zwischen dem Kopfschmerz als eigenständiger Erkrankung und Kopfschmerzen, die durch andere Erkrankungen verursacht werden und im Grunde zu deren Symptomen gehören.

1.

Kopfschmerz

Arten, Entstehung, Ablauf, Symptome und Behandlung sowie andere Schmerzzustände des Kopfgebietes

1.1. Der Spannungskopfschmerz

Die häufigste Form dauernder, jahrelang bestehender und peinigender Kopfschmerzen stellt der Spannungskopfschmerz dar. Die hierunter leidenden Kopfschmerzkranken klagen resigniert darüber, daß kaum ein Tag ohne Kopfschmerzen vergeht. Schon morgens beim Aufwachen macht sich ein Druckgefühl im Kopf bemerkbar, welches bis zum Zubettgehen anhält, und dieses tagaus, tagein, ja sogar jahraus, jahrein.

Dieser Kopfschmerz wird auch als Muskelkontraktionskopfschmerz bezeichnet, weil er durch eine dauernde Anspannung beziehungsweise Kontraktion der Kopfmuskulatur entsteht. Viele Migränekranke leiden zusätzlich an dieser Form von Kopfschmerzen.

Der Spannungskopfschmerz wird von vielen als ständig vorhandener dumpfer Druck erlebt, ohne daß dabei eine Kopfseite stärker betroffen ist, wie es meistens bei der Migräne der Fall ist. Er tritt also auch nicht anfallsartig oder pochend, beziehungsweise pulsschlagartig auf. Betroffen ist der ganze Kopf. Insbesondere die Schläfen, die Schädeldecke oder der Nacken, denn von dort aus strahlt der Schmerz in den Kopf. Dieser Schmerz wird häufig als ein Reif oder Schraubstock empfunden, der den Kopf zusammenschnürt. Oft besteht diese Art von Schmerz bereits seit Jahren, schlimmstenfalls schon seit der Kindheit.

Häufig stellt sich der Schmerz ohne einen für den Betroffenen erkennbaren äußeren Anlaß ein. Andere wiederum wissen aus Erfahrung, daß sich der Kopfschmerz einstellt, wenn ihnen etwas Unangenehmes bevorsteht, sie etwas schon lange Aufgeschobenes endlich zu erledigen beabsichtigen, unangenehmer Besuch erwartet wird, also Unangenehmes bevorsteht oder zu erwarten ist.

Der Gesichtsausdruck dieser Menschen ist entsprechend: Die Augenbrauen sind zusammengekniffen, die Stirn faltig, gefurcht, die Zähne sind zusammengebissen, eventuell malmen diese Menschen mit den Kiefern. Die Mimik wirkt dabei starr, oft finster, wie eingefroren. Bei anderen ist der Gesichtsausdruck zu einem „Lächeln" verzerrt. Etwas lässig formuliert, könnte man den Spannungskopfschmerz als einen starken Muskelkater der Kopfmuskulatur bezeichnen.

Einen weiteren Schmerzauslöser stellt die sich aufgrund der verspannten Muskulatur einstellende Verengung der Blutgefäße des Kopfes dar.

Häufig treten zu diesen Kopfschmerzen andere Beschwerden wie Magenschleimhautentzündungen beziehungsweise -geschwüre, Kreuz- und Rükkenschmerzen, Brustenge, Konzentrationsstörungen, Schlafstörungen oder ständige Müdigkeit hinzu.

Aufgrund des bisher beschriebenen Beschwerdebildes wird deutlich, daß die von dieser Art Kopfschmerz geplagten Menschen von Grund auf verspannt, total verbissen sind, überhaupt nicht mehr loslassen können, alles bei ihnen nur noch (Lebens-)K(r)ampf ist. Der Zusammenhang von seelischer Spannung, unbewältigten Konflikten, dem Druck, unter dem diese Menschen stehen und dem daraus resultierenden Kopfschmerz, ist offensichtlich.

Aus diesem Grunde wird der Spannungskopfschmerz auch der Gruppe der psychosomatischen Erkrankungen zugeordnet. Die Psychosomatik beschäftigt sich mit den Auswirkungen der Seele (Psyche) auf unseren Körper (soma).

1.2. Halswirbelsäulenbedingte Kopfschmerzen

Der halswirbelsäulenbedingte Kopfschmerz, auch Cervicalkopfschmerz genannt, wird von den Betroffenen als ein Schmerz, der sich wie eine Haube über den gesamten Kopf legt, beschrieben. Ausgangspunkt dieses Schmerzes ist der Nacken oder der Hinterkopf. Die Ursache hierfür besteht überwiegend in einer krankhaften Veränderung im Bereich der Halswirbelsäule (HWS).

Interessant ist in diesem Zusammenhang die Lehrmeinung, daß der aufrechte Gang, durch den sich der Mensch von allen anderen Lebewesen auf der Erde unterscheidet, für unsere Wirbelsäule nicht unproblematisch sei. Nach Aufbau und Beschaffenheit seiner Wirbelsäule scheint der Mensch ursprünglich nicht für den aufrechten Gang geschaffen zu sein. Aus diesem Grunde würden auch viele Menschen an verschiedenen Beschwerden, die von der Wirbelsäule ausgehen, wie zum Beispiel chronischen Kreuzschmerzen, Ischias oder Kopfschmerz, leiden.

Die ersten sogenannten Verschleißerscheinungen an der Wirbelsäule treten bereits im frühen Erwachsenenalter auf. Die körperliche Ursache hierfür scheint in der starken Belastung der Wirbelsäule im Bereich der ersten drei der insgesamt sieben Halswirbel zu liegen. Denn kein anderer Abschnitt der Wirbelsäule ist derartig starken Belastungen ausgesetzt und deshalb auffällig häufig und frühzeitig abgenutzt. Einen wesentlichen Faktor hierbei stellt das verhältnismäßig schwere Eigengewicht des Kopfes und seine Beweglichkeit nach allen Seiten dar.

Betroffen von den Veränderungen sind entweder die Wirbelknochen selbst, ihre kleinen Gelenke oder die elastischen Zwischenwirbelscheiben (Bandscheiben). Als weitere Ursachen kommen Verwachsungen und Verklebungen hinzu, die aus unterschiedlichen Gründen an den Zwischenwirbellöchern entstehen. In allen Fällen kommt es zu einer empfindlichen Reizung der durch die Zwischenwirbellöcher austretenden Nervenwurzeln.

Die Abnutzungserscheinung der Halswirbelsäule wird als HWS- beziehungsweise Cervicalsyndrom bezeichnet. Sie erzeugt nicht nur die bereits schon geschilderten Kopfschmerzen, sondern häufig darüber hinaus ausstrahlende Schmerzen entlang des Nervenverlaufs über die Schultern und die Arme bis in die Hände hinein; ebenso schmerzhafte Verspannungen, Versteifungen und Verhärtungen im Hals-, Schulter- und Nackenbereich. Des weiteren können Durchblutungsstörungen der Finger, Taubheit bis hin zur Lähmung der Arme und Finger die Folge sein.

Ähnlich wie der Begriff „Tennisarm" drückt der medizinische Fachausdruck „Sekretärinnenkrankheit" einen Zustand der körperlichen Überbelastung und die Folgen der einseitigen (Über-)Belastung aus. Denn gerade Schreibkräfte und an Bildschirmen Tätige, und dieses sind in der Mehrzahl Frauen, leiden aufgrund dieser beruflich bedingten Zwangs- beziehungsweise Fehlhaltung überdurchschnittlich häufig an wirbelsäulenbedingten Kopfschmerzen. Aber auch Friseure und Zahnärzte gehören zu der Berufsgruppe, die ihre Halswirbelsäule durch ihre berufliche Tätigkeit krankmachend beanspruchen. Ebenso führen schlechte Sitzgewohnheiten und generell falsche Körperhaltungen zu einer Überbeanspruchung und damit zu einer einseitigen Belastung der Wirbelsäule.

Die üblicherweise dann verordneten und durchgeführten Massagen, Bestrahlungen und Packungen lassen die Kopfschmerzen in den meisten Fällen nur noch schlimmer werden. Statt dessen sollte als erstes eine fachmännisch gekonnte manuelle Therapie der Wirbelsäule, Chirotherapie genannt, erfolgen. Damit können Folgeerscheinungen der Blockierung eines Wirbelsegments verringert oder ganz aufgehoben werden, welche die Gefäßreaktionen und den Muskeltonus betreffen und fast immer in das vegetative System übergreifen.

Erst im Anschluß daran sollten physiotherapeutische Maßnahmen verordnet werden.

1.3. Der Cluster-Kopfschmerz

Dieser Kopfschmerz stellt eine Sonderform der Migräne dar und verläuft ähnlich wie diese. Die Ursache hierfür ist bislang noch nicht vollständig aufgeklärt. Es handelt sich dabei um plötzlich auftretende, sehr heftige Kopfschmerzen, meistens einseitig hinter der Augenhöhle oder in der Umgebung des Auges. Der Schmerz, der von den Betroffenen als reißend und bohrend beschrieben wird, strahlt häufig weit über Schläfe und Stirn bis in den Hinterkopf aus. Fast immer ist dieselbe Seite betroffen. Das entsprechende Auge tränt häufig, die Nasenschleimhaut der betroffenen Seite schwillt an und sondert dabei Flüssigkeit ab. Die Lidspalte ist verengt und die Pupille auf der erkrankten Seite kleiner. Nicht selten tritt halbseitig ein intensives Gefühl der Erwärmung bis zum ebenfalls einseitigen Schweißausbruch auf. Der Schmerz wird von den davon Geplagten als derart qualvoll erlebt, daß sie sich am liebsten den Schädel an der Wand einschlagen möchten. Die Dauer der Schmerzanfälle liegt zwischen einer halben und einer Stunde. Ebenso plötzlich, wie sie gekommen sind, lassen die Schmerzen wieder nach. Wiederholungen bis zu zehnmal innerhalb von 24 Stunden sind möglich. Dabei wechseln wochenlange Phasen der Schmerzfreiheit mit den Zeiten ab, in denen täglich mehrere Anfälle auftreten. Dieses periodische, „haufenweise" Auftreten der Schmerzen wird treffend durch die aus dem Englischen kommende Bezeichnung „Cluster-Kopfschmerz" beschrieben, da das englische Wort Cluster auf deutsch Büschel oder Haufen heißt. Mehrheitlich entstehen die Anfälle in Zeiten der Ruhe, sogar im Schlaf, so daß der Betroffene durch diese Schmerzen erwacht. Die von dieser Krankheit Betroffenen verhalten sich im Gegensatz zum Migräniker während des Anfalles sehr unruhig und aufgeregt, sie laufen oft vor Schmerzen laut schreiend, sich die Stirn und Schläfe haltend umher. Ebenfalls im Gegensatz zur Migräne sind von dieser Krankheit wesentlich mehr Männer als Frauen betroffen.

Die Schläfenarterien sind während des Anfalles deutlich erkennbar erweitert, überdehnt. Sie verursachen den Schmerz.

Ereignisse, die als Auslöser für den Cluster-Kopfschmerz in Frage kommen, sind wesentlich seltener als bei der Migräne. Häufig löst jedoch Alkoholgenuß eine Schmerzattacke aus. Es empfiehlt sich daher, zumindest den Alkohol während einer Schmerzperiode strikt zu meiden.

Einen weiteren Schmerzauslöser stellt die Substanz Histamin dar, weil sie eine stark gewäßerweiternde Wirkung hat. Aus diesem Grunde wird der Cluster-Kopfschmerz auch als Histamin-Kopfschmerz bezeichnet. Da wahrscheinlich sämtliche gefäßerweiternden Substanzen einen Anfall provozieren, sollten insbesondere Medikamente, die Nitroglyzerin oder Histaminkörper enthalten, nicht verordnet oder eingenommen werden.

Die ärztliche Behandlung des Cluster-Kopfschmerzes gleicht der Migränebehandlung.

1.4. Gesichtsneuralgien

Nach medizinischen Gesichtspunkten fallen Gesichtsneuralgien nicht in den Bereich von Kopfschmerz und Migräne. Jedoch erzeugen sie Schmerzzustände im Bereich des Kopfes, welche denen bei echtem Kopfschmerz oder

Migräne nicht nur zum Verwechseln ähneln, sondern insbesondere bei Trigeminusneuralgie diese Schmerzen bei weitem noch übertreffen können.

1.5. Neuralgie des Gesichts- bzw. Facialisnervs

Der Gesichts- oder Facialisnerv versorgt die mimische Muskulatur der Stirn, die Partie der Augen und Wangen und den Mundbereich. Außerdem besitzt dieser Nerv Fasern, die für die Versorgung der Tränendrüsen, der Nasenschleimhäute und für die Geschmacksempfindung der Zunge zuständig sind.

Der Facialisnerv entspringt dem Hirnstamm. Er gelangt durch das Felsenbein hindurch vor dem unteren Ohransatz an die Oberfläche und verzweigt sich dort in drei Äste.

Als Ursache für die Schmerzen dieses Nervs kommen überwiegend rheumatische Erkrankungen in Frage. Weiterhin können Erkrankungen der Ohren, Schlaganfälle, Hirntumore und andere Erkrankungen des Gehirns ursächlich verantwortlich sein. Außer Schmerzen können diese Erkrankungen auch halbseitige Lähmungen der mimischen Muskulatur hervorrufen, die den davon Betroffenen sehr entstellen können.

1.6 Die Trigeminusneuralgie

Wie der Name schon sagt, handelt es sich bei der Trigeminusneuralgie um eine Neuralgie des Nervus trigeminus, des Drillingsnervs oder seiner Wurzeln. Betroffen hiervon sind vor allem ältere Menschen, Frauen dabei geringfügig häufiger.

Vom Trigeminusnerv werden Schmerz-, Berührungs- und Temperaturreize vom Gesicht und großen Teilen des Kopfes zum Gehirn übertragen. Der Nerv hat drei große Äste und gliedert sich, ausgehend vom halbmondförmigen Ganglion (Nervenknoten), welches beidseitig oberhalb des Jochbeines liegt, in den Augennerv, den Ober- und den Unterkiefernerv.

Eine andere Bezeichnung für diese Erkrankung ist der Name „Tic douloureux“. Mit diesem Namen wird der Zustand der vor enormen Schmerzen zuckenden Gesichtsmuskulatur des von diesem Leiden Betroffenen kennzeichnend charakterisiert. Mit einem nervösen Tic hat dieser Gesichtsschmerz jedoch nichts zu tun.

Unter allen Kopf- und Gesichtsschmerzen ist der Schmerz der Trigeminusneuralgie zwar der zeitlich kürzeste, jedoch auch der heftigste. Blitzartig überfällt er den Kranken und läßt ihn dabei zusammenfahren und sein Gesicht schmerzhaft verzerren. Dieses dauert nur wenige Sekunden, und der einzelne Schmerzanfall klingt in den meisten Fällen in wenigen Minuten wieder ab.

Er tritt stets einseitig auf und wird als bohrend, schneidend oder wie elektrisierend, oft als schier unerträglich beschrieben.

Dabei strahlt er meistens vom Unter- oder Oberkiefer oder den Nasenflügeln ausgehend in Richtung Stirn, Augen- oder Kieferwinkel bis in den Kopf aus. In den meisten Fällen beschränken sich die Anfälle auf einen der drei Nervenäste. Am häufigsten ist der Oberkieferast betroffen. Von manchen wird der Schmerz mehr oberflächlich auf der Haut, von anderen wiederum mehr in der Tiefe des Gesichtes, in der Mundhöhle, zum Beispiel am Gaumen, empfunden.

Die Schmerzen können, ähnlich dem Cluster-Kopfschmerz, zunächst periodisch in Phasen auftreten, die wenige Minuten andauern, um dann genauso plötzlich wieder zu verschwinden, wie sie gekommen sind. Häufig steigt jedoch die Anzahl dieser Schmerzperioden, die dann in immer kürzeren Abständen auftreten.

Es gibt viele von dieser Krankheit Betroffene, die ohne eine entsprechende Behandlung überhaupt keine schmerzfreien Phasen mehr kennen. Überwiegend tagsüber, seltener nachts, wird der Kranke bis zu hundertmal durch immer wieder neue, kurz andauernde Attacken derart zermürbt und gequält, daß Selbstmordgedanken nicht selten sind. Jeder an Trigeminusneuralgie Erkrankte kennt seine, durch Berührung den Schmerz unvermittelt auslösende Punkte, die Triggerpunkte. Sie befinden sich größtenteils an der Ober- oder Unterlippe, im Bereich des Nasenflügels, vor dem Ohr oder auch am Gaumen. Vor lauter Angst, aber auch aus notwendiger Vorsichtsmaßnahme, den Schmerz auszulösen, sind die Betroffenen manchmal tagelang nicht in der Lage, sich zu waschen, zu rasieren oder die Zähne zu putzen. Sprechen, Kauen oder Lachen, sogar jede Bewegung des Gesichtes oder auch nur ein Windhauch können schon den höllischen Schmerz auslösen, so daß manchmal stunden- bis tagelang nicht nur der Kontakt mit der Umwelt ausschließlich schriftlich erfolgen kann, sondern ebenso Schwierigkeiten bei der Nahrungsaufnahme bestehen. Nur noch Flüssigkeit oder Astronautenkost (konzentrierte Spezialnahrung) kann mit Hilfe eines Strohhalms aufgenommen werden.

Krankhafte Veränderungen können jedoch bei einer körperlichen Untersuchung nicht festgestellt werden. Selbst Röntgen- und Laboruntersuchungen sind ohne Befund. Der Trigeminusneuralgie scheint trotz heftigster Schmerzen keine ernste Gesundheitsstörung zugrunde zu liegen. Es wird angenommen, daß die krankhafte Störung im Nerv selbst liegt und der Schmerz die Folge einer plötzlichen Erregbarkeitssteigerung seiner Fasern ist.

Die Behandlung der Trigeminusneuralgie ist nicht unproblematisch, da die Ursachen dieser Erkrankung bisher noch nicht vollständig ermittelt werden konnten, so daß die Behandlung häufig sehr langwierig und von Mißerfolgen begleitet ist, bevor der Patient eine spürbare Linderung seines Leidens erfährt. Als Therapie findet eine medikamentöse Behandlung, die Einnahme von Carbamazepin enthaltenden Präparaten, statt. Häufig werden die Medikamente „Tegretal" und „Timonil" verordnet.

Da durch die medikamentöse Behandlung die der Krankheit zugrundeliegende Störung beziehungsweise Ursache nicht beseitigt wird, handelt es sich in der Regel um eine Dauerbehandlung. Jedoch treten bei der Einnahme der genannten Präparate unerwünschte Nebenwirkungen, wie Übelkeit, Benommenheit, Schwindel und Gleichgewichtsstörungen auf, wenn zu hoch dosiert wird. Die Behandlung muß von einem Arzt überwacht werden. Als weitere Behandlungsformen können Injektionen mit schmerzstillenden Lösungen gegeben werden, die zu einer Blockade der Nerven (Stellatum-Blockade) führen. In sehr schweren Fällen greift man als letztes Mittel zu Alkoholinjektionen oder sogar zu einer operativen Durchtrennung der Trigeminuswurzel.

Von der bisher beschriebenen (echten) Trigeminusneuralgie unterscheidet sich die sogenannte symptomatische Trigeminusneuralgie.

Dieser Art von Neuralgie liegt eine Erkrankung eines Organs im Versorgungsbereich des Trigeminusnervs zugrunde. Als Auslöser können z.B. ein querliegender Weisheitszahn, Entzündungen der Stirn-, Kiefer- und Nebenhöhlen, Zahnherde, Schädelverletzungen, aber auch falsch sitzende Zahnprothesen in Frage kommen.

Die Behebung des Grundleidens bzw. der Grundstörung schafft hier die Voraussetzung für eine Heilung.

1.7. Menière'sche Erkrankung

Die Menière'sche Erkrankung wird auch als Menière'sches Trias bezeichnet. Sie besteht aus den drei Symptomen: (Dreh-)Schwindel, einseitige Hörstörungen und subjektive Ohrgeräusche. Sie kann als Begleiterscheinung der Migräne auftreten, also neben einer Migräne bestehen, oder sich sogar erst aus einer Migräne entwickeln. Der Krankheitsverlauf ist sehr unterschiedlich. Bevor es zum ersten typischen Schwindelanfall kommt, können Migräne und Hörstörungen bereits schon seit Jahren bestanden haben. Oft tritt die Hörstörung gleichzeitig mit dem ersten Schwindelanfall auf. Dabei verschlimmert sie sich im allgemeinen von Anfall zu Anfall, bis aus der Schwerhörigkeit eine Taubheit geworden ist. Der Drehschwindelanfall tritt häufig plötzlich aus voller (scheinbarer) Gesundheit auf und kann, begleitet von Übelkeit und Erbrechen, Stunden oder sogar Tage anhalten. Ebenso plötzlich endet er auch. Angekündigt wird der Anfall durch eine Verstärkung der Ohrgeräusche. Während des Anfalles bleiben die verstärkten Ohrgeräusche bestehen. Auch halten Schwerhörigkeit und Ohrgeräusche während der anfallsfreien Zeit an.

Am stärksten werden die Patienten von den Gleichgewichtsstörungen beeinträchtigt, die sich als Drehschwindel äußern. Für den Betroffenen entsteht das Gefühl, als ob sich die Gegenstände um ihn herum drehen. Bei geschlossenen Augen hat er den Eindruck, als drehe er sich um sich selbst. Es ist so ähnlich wie der Zustand, der sich im Anschluß an eine Karussellfahrt einstellt, wenn die Körperdrehung plötzlich unterbrochen wird. Er dauert jedoch länger an.

Die Ursache des Menière'schen Syndroms ist noch nicht sicher bekannt. Als wesentlicher Faktor scheint jedoch die gestörte Durchblutung des Innenohres, in dem sich das Gleichgewichtsorgan befindet, in Frage zu kommen. Hierfür sprechen auch die therapeutischen Erfolge mit durchblutungsfördernden Maßnahmen. Wahrscheinlich kommt es zu Gefäßspasmen, durch die die Durchblutung des Innenohres erheblich gestört wird.

Die Therapie der Menière'schen Erkrankung zielt vorrangig darauf ab, die Durchblutungsstörung entweder durch gefäßerweiternde oder aber gefäßverengende Medikamente zu beheben. Außerdem werden Medikamente, die in der Regel gegen Epilepsie verordnet werden, erfolgreich bei dieser schwerwiegenden Erkrankung eingesetzt. Ein frühzeitiger Behandlungsbeginn ist dabei sehr wichtig, da bereits eingetretene Hörstörungen beziehungsweise -schädigungen nicht mehr rückgängig gemacht werden können. In schweren Fällen ist jedoch eine Operation notwendig.

1.8. Kopfschmerzen durch Sehstörungen

Kopfschmerzen werden häufig durch Sehstörungen und Erkrankungen der Augen ausgelöst. Besonders Weitsichtige leiden hierunter, weil sie ständig versucht sind, die fehlende Abstimmung zwischen der überlangen Brennweite der elastischen Linse und naheliegenden Objekten auszugleichen.

Da hierzu ein ständiger Kraftaufwand erforderlich ist, kommt es leicht zu Ermüdungserscheinungen und als Folge davon zu Kopfschmerzen, einem starken Druckgefühl in der Stirn oder nicht selten auch zu einem schmerzhaften Ziehen hinter den Augen. Bei stark weitsichtigen Kindern läßt sich häufig eine auffallende Lesemüdigkeit feststellen. Diese Kinder vermeiden aufgrund des erlebten Zusammenhanges von Lesen und Kopfschmerzen das

Lesen möglichst. Die soeben beschriebenen Beschwerden können ebenso bei Kurzsichtigen auftreten, wenn diese eine Brille tragen, die die vorhandene Sehschwäche überkorrigiert, deren Gläser also zu stark sind.

Überdurchschnittlich schnelle Ermüdung der Augen, verbunden mit Sehstörungen, wie das Verschwimmen von Buchstaben vor den Augen, Augen- und Kopfschmerzen, weisen auf eine Augen- beziehungsweise Sehschwäche hin. Die Ursachen hierfür können Weitsichtigkeit, altersbedingte Veränderungen der Linse und andere Funktionsstörungen sein. Zu den Warnzeichen beginnender Fehlsichtigkeit zählen starke Kopfschmerzen mit Flimmern vor den Augen, Sehen von Zickzacklinien und Blitzen, Schleier vor den Augen, gestörte Nah- und Fernsicht, Doppeltsehen oder Sehstörungen während der Dämmerung. Bei einer Erkrankung am grünen Star, in der medizinischen Fachsprache Glaukom genannt, kommt es neben einer Erhöhung des Augeninnendrucks häufig auch zu begleitenden Stirnkopfschmerzen. Das betroffene Auge ist dabei gerötet und fühlt sich durch die Druckerhöhung härter als das gesunde an.

Bei augenbedingten Kopfschmerzen, aber auch schon bei einem entsprechenden Verdacht sollte in jedem Fall ein Augenarzt aufgesucht werden, um nicht das Risiko des Verlustes der Sehkraft des betroffenen Auges einzugehen. Sollten besonders starke, in Anfällen auftretende Kopfschmerzen mit Flimmern vor den Augen auftreten, so könnten Gefäßkrämpfe im Auge die Ursache sein und somit eine Augenmigräne vorliegen.

Typisch für die durch Augenstörungen verursachten Kopfschmerzen ist, daß die Betroffenen in der Regel morgens ohne Kopfschmerzen aufwachen und diese sich erst im Verlauf des Tages durch (Über-)Beanspruchung der Augen einstellen. Eine die Sehstörung korrigierende Brille behebt diesen Zustand in den meisten Fällen sofort.

Ebenso kann latentes Schielen zu Kopfschmerzen führen. Das Schielen wird hier durch eine Anstrengung der Augenmuskeln noch ausgeglichen, die Parallelstellung der Augen eingehalten. Bei starker Ermüdung der überbeanspruchten Augenmuskeln oder nach Alkoholgenuß weicht die Achsenstellung der Augen jedoch voneinander ab: der Betreffende schielt nun deutlich.

1.9. Herd- oder focalbedingte Kopfschmerzen

Bei dieser Art von Kopfschmerzen handelt es sich um krankhafte Veränderungen, die durch einen Herd, auch Focus genannt, verursacht werden. Als Herde beziehungsweise Störfelder kommen insbesondere tote Zähne, Amalgamplomben, Narben, chronisch entzündete Rachenmandeln sowie Stirn- und Kieferhöhlen in Frage.

Die Erkrankungen können nicht nur das Allgemeinbefinden erheblich beeinträchtigen, sondern auch weit vom Entstehungsort entfernte Beschwerden auslösen.

Daß beherdete (eitrige) Mandeln neben Kopfschmerzen auch rheumatische Beschwerden auslösen können, ist heute eine bekannte Tatsache, selbst Herzklappenfehler können durch diesen Herd verursacht werden.

Die Bedeutung von Herden beziehungsweise Störfeldern wird innerhalb der Ärzteschaft heute noch überwiegend konträr diskutiert.

Es empfiehlt sich aber grundsätzlich, und dieses um so mehr bei Nervenschmerzen, Kopfschmerzen oder Migräne, entsprechende Diagnosemaßnahmen zur Herdsuche zu unternehmen und bei vorhandenen Herden eine konsequente Herdsanierung durchzuführen.

1.10. Allergie- und nahrungsmittelbedingte Kopfschmerzen

Viele Patienten reagieren nach dem Verzehr bestimmter Nahrungs- und Genußmittel mit zum Teil schweren Kopfschmerzen. Hierzu folgende Begebenheit: Ein Angestellter litt bereits seit Jahren eine bis zwei Stunden nach der Einnahme seines Mittagessens unter starken Kopfschmerzen, die meistens bis zum Abend andauerten. An den Wochenenden, Feiertagen und im Urlaub war er jedoch beschwerdefrei. Erst nach langandauernden intensiven Untersuchungen und nahezu detektivischen Ermittlungen stellte sich heraus, daß in der Werkskantine, in der dieser Mann wochentags aß, ein Gewürz benutzt wurde, auf das der Patient allergisch und in diesem Falle mit Kopfschmerzen reagierte. Aber auch Schokolade, Fisch, Austern, Krebse, Muscheln, Erdbeeren, Eier, Käse und Kaffee können Auslöser von Kopfschmerzen sein. Hierzu reichen oft winzige Spuren des betreffenden Stoffes.

Bei Patienten, die allergisch auf Penizillin reagieren, kann der Genuß von Fleisch, das von mit Penizillin behandelten Tieren stammt, Kopfschmerzen auslösen. Weiterhin können die im Fleisch befindlichen Rückstände von anderen Arzneimitteln oder aus Futtermitteln allergische Reaktionen und Kopfschmerzen auslösen. Treten Kopfschmerzen nach Weingenuß auf, muß dies nicht unbedingt eine Wirkung des Alkohols sein. Sicherlich kommt es dabei auch auf die getrunkene Menge an. Es ist ebenso möglich, daß der Wein Spritzrückstände wie Kupfer oder Arsen enthält und diese Stoffe den Auslöser für die Kopfschmerzen bilden. Da in vielen Weinen Histaminanteile vorhanden sind, kann sich nach Genuß dieses Weines der bereits an anderer Stelle dieses Buches beschriebene Histaminkopfschmerz einstellen.

Selbst winzige Spuren von chemischen Substanzen, die sich aufgrund der zunehmenden Umweltverschmutzung und des vermehrten Einsatzes von Kunstdüngern, Insekten- und Unkrautvertilgungsmitteln als Rückstände in den Nahrungsmitteln befinden und durch den Verzehr in den menschlichen Körper gelangen, reichen aus, um neben anderen Warnzeichen einer beginnenden chronischen Vergiftung Kopfschmerzen hervorzurufen.

Oft können Jahre vergehen, bis der Auslöser der Kopfschmerzen gefunden, bis die Zusammenhänge zwischen Kopfschmerz und allergischen beziehungsweise Nahrungsmittel-Reaktionen aufgeklärt sind.

Hierzu folgendes Beispiel aus der Praxis: Ein 27jähriger Technischer Zeichner litt seit Jahren vor allem während der Arbeitswoche unter heftigen, zum Teil halbseitigen Kopfschmerzen, die vom Hinterkopf ausgehend bis in die Stirn ausstrahlten. Jahrelange Behandlungen wie Massagen, Fangopackungen, chiropraktische Maßnahmen, Injektionen und auch stark wirkende Schmerzmittel brachten, wenn überhaupt, nur kurzfristige Linderung.

Bis zu diesem Zeitpunkt hatten frühere Therapeuten ein berufsbedingtes HWS-Syndrom diagnostiziert und vergeblich behandelt. Ein Gespräch über die Lebens- und Ernährungsgewohnheiten des Patienten brachte erst den wahren Schmerzauslöser ans Licht. Während seiner Arbeitszeit trank der Patient nämlich regelmäßig große Mengen Kaffee, während er an den Wochenenden nur wenig koffeinfreien Kaffee genoß.

Neben der folgenden Akupunkturbehandlung wurde der tägliche Kaffeekonsum erheblich reduziert und für die Wochenenden koffeinhaltiger Kaffee verordnet.

Das Resultat bestätigte die neue Diagnose: Der Technische Zeichner ist seither frei von Kopfschmerzen, die auch in der einjährigen Nachbeobachtung nicht wieder aufgetreten sind.

1.11. Toxisch bedingte Kopfschmerzen

Zu den toxisch bedingten, also durch Vergiftungen verursachten Kopfschmerzen, die uns hier als wichtiges Warnzeichen dienen, gehören vor allem Gifte wie Blei, Kohlenmonoxyd, Quecksilber und die gerade in der letzten Zeit immer wieder diskutierten „Wohngifte“ Pentachlorphenyl und Formaldehyd.

Bei den Bleivergiftungen treten Kopfschmerzen in den meisten Fällen als Hauptsymptom auf. Als begleitende Symptome lassen sich Mattigkeit, Schwindelerscheinungen, Sehstörungen, fahle Hautfarbe, Bauchkoliken und schlaffe Lähmungen feststellen. Betroffen von dieser Vergiftung, zumindest in der chronischen Form als Berufskrankheit, sind insbesondere Hüttenarbeiter, Arbeiter in der Farben-, Akkumulatoren-, Bleiglas-, chemischen und keramischen Industrie, wie auch Schweißer in der Autoindustrie. Nachdem in der Druckindustrie inzwischen nicht mehr mit Bleilettern gearbeitet wird, hat die Bleivergiftung ihren Rang als klassische Buchdruckerkrankheit erfreulicherweise verloren. In Ballungsräumen werden bei zunehmender Verkehrsdichte steigende Bleiwerte in der abgasverseuchten Luft gemessen, so daß chronische Bleivergiftungen vornehmlich bei Stadtbewohnern und besonders bei Kindern festgestellt werden. Zu den bereits erwähnten Symptomen treten bei Kindern zusätzlich Konzentrations- und Lernstörungen auf. Chronische Quecksilbervergiftungen können sich ebenfalls zunächst durch Kopfschmerzen bemerkbar machen. Diese Vergiftungen treten durch den häufigen Verzehr von mit Quecksilber verseuchten Fischen (zum Beispiel Thunfisch) und Schalentieren auf.

Selbst pflanzliche Nahrungsmittel können Ursache einer chronischen Quecksilbervergiftung sein, wenn Quecksilberverbindungen aus Pflanzenschutzmitteln mit einer regelmäßig verzehrten Pflanze aufgenommen werden. Dies gilt in erster Linie für Kartoffeln.

Auch das Quecksilber auch Amalgamplomben, das vom Mundraum aus stetig in winzigen Mengen im Körper verteilt wird, kann zu Kopfschmerzen führen.

Personen, die beruflich häufig mit Maschinenreinigungsmitteln, Lackfarben, Feuerlöschern, Kühlschränken und Reinigungsmitteln für Textilien umgehen, sind durch die darin verwendeten aromatischen Kohlenstoff-Verbindungen gefährdet. Als erste Warnzeichen stehen auch hier Kopfschmerzen im Vordergrund.

Infolge des in den letzten Jahren immer beliebter gewordenen und häufig verwendeten Baumaterials Holz haben die Vergiftungen mit Pentachlorphenyl erschreckend zugenommen. Diese Chemikalie befand sich bis vor kurzem in den meisten Holzschutzmitteln. Nicht nur der Umgang mit diesem Stoff während des Auftragens, sondern vor allem das monate- bis jahrelange Ausdünsten dieses Giftes aus solchem Holz führt zu Vergiftungen und neben Kopfschmerzen zu den weiteren typischen Symptomen Abgeschlagenheit, Übelkeit, Herzrhythmusstörungen, Herzjagen und Angstgefühl. Selbst im Hausstaub läßt sich dieses Gift noch nachweisen. Das Formaldehyd führt zu ähnlichen Beschwerdebildern. Dieser Stoff befindet sich zum Beispiel in Spanplatten, Rauhfasertapeten, aber auch als Konservierungsmittel in Badezusätzen, Kosmetika und zum Teil auch in Nahrungsmitteln. Bei den zuletzt genannten beiden Giften ist der Nachweis besonders schwierig, da die entsprechenden Laborverfahren noch relativ neu, unvollständig, aufwendig und teuer und den meisten Ärzten noch unbekannt sind. Daher ist es nicht ungewöhnlich, daß Betroffene zunächst, da sich keine körperlichen Ursachen für ihre Beschwerden feststellen lassen, ärztlicherseits in die Kategorie der psycho-vegetativ Erkrankten eingereiht werden und Psychopharmaka verordnet bekommen.

So ist mir der Fall einer 28jährigen Patientin bekannt, die seit Jahren neben starken Kopfschmerzen an epilepsieähnlichen Anfällen litt. Vom Arzt wurde ein Antiepileptikum verordnet. Es stellte sich jedoch heraus, daß der Auslöser für diese Beschwerden der ständige Umgang mit Formaldehyd war.

In jedem Falle sollten, selbst bei geringstem Verdacht auf eine Vergiftung, entsprechende Untersuchungen und eine ärztliche Behandlung erfolgen.

1.12. Kopfschmerz bei Frauen

Im Erwachsenenalter leiden wesentlich mehr Frauen als Männer unter Kopfschmerzen. In der Kindheit dagegen ist das Verhältnis genau umgekehrt, da bis zur Pubertät Jungen häufiger als Mädchen unter Kopfschmerzen und Migräneanfällen leiden.

Die genaue Ursache hierfür konnte bisher noch nicht ermittelt werden. Neben rein hormonellen Ursachen werden psychologische Gründe, aber auch bisher noch ungeklärte biochemische Veränderungen vermutet.

Im Zusammenhang mit der Monatsblutung treten bei vielen Frauen Kopfschmerzen oder Migräneanfälle auf. Einen typischen Menstruationskopfschmerz gibt es jedoch nicht, denn die Art der Kopfschmerzen ist individuell sehr verschieden. So treten bei einem Teil der Frauen die Kopfschmerzen zusammen mit anderen Symptomen ein bis zwei Tage vor Beginn der Menstruation auf und enden schlagartig bei Beginn der Monatsblutung. Andere Frauen wiederum leiden nur während der Regelblutung unter Kopfschmerzen. Eine weitere Gruppe von Betroffenen erleidet wenige Tage vor oder während der Blutungen Kopfschmerzen. Eine andere unangenehme Erscheinung stellen Kopfschmerzen dar, die vorher vorhandene krampfartige Unterleibsschmerzen plötzlich ablösen.

Inwieweit beziehungsweise ob Frauen, die an Kopfschmerzen in Verbindung mit der Menstruation leiden, diese als gegeben hinnehmen müssen oder sollten, läßt sich wohl kaum allgemeinverbindlich festlegen. Richtig ist sicherlich, daß bei der Beurteilung Faktoren wie zum Beispiel die individuelle Schmerzempfindlichkeit und die Einstellung zur Rolle der Frau dabei zu berücksichtigen sind.

Im Klimakterium, also in den Wechseljahren, verschwinden Kopfschmerzen häufig ganz. Umgekehrt ist es aber auch möglich, daß die Kopfschmerzen nun sogar noch stärker werden, sich bis zur Unerträglichkeit steigern, immer dann auftreten, wenn die Monatsblutung hätte eintreten müssen. Auch wenn die in diesen Fällen üblicherweise durchgeführte Hormonbehandlung die Kopfschmerzen behebt, darf die grundsätzlich mitbeteiligte Psyche nicht übersehen werden.

Ein hoher Anteil der an Kopfschmerzen und Migräne leidenden Frauen erlebt während der Schwangerschaft, insbesondere in der zweiten Hälfte, daß die Kopfschmerzen und/oder die Migräne völlig verschwinden. Jedoch können die Schmerzen nach Beendigung der Schwangerschaft in der gewohnten Form und Stärke wieder auftreten. Daß es in der Schwangerschaft normalerweise zu einem starken Anstieg weiblicher Geschlechtshormone kommt, ist nicht unbekannt. Dennoch läßt sich allein aus der hormonellen Veränderung nicht ohne weiteres ein ursächlicher Zusammenhang zwischen dem Ausbleiben der Kopfschmerzen und der hormonellen Situation herstellen. Die Frage, ob es sich hier um eine erwünschte oder unerwünschte Schwangerschaft handelt, hat sicherlich ihre Auswirkungen.

1.13. Sexualität und Kopfschmerzen

Viele Männer und Frauen leiden während oder nach dem Geschlechtsverkehr regelmäßig an zum Teil sehr heftigen Kopfschmerzen. Da die Betroffenen sich aber häufig genieren, darüber zu sprechen, ist dieses Problem noch weitgehend unbekannt. Von vielen Ärzten wird dieser Typ von Kopfschmerzen leider noch nicht ernst genug genommen. Daß diese Kopfschmerzen für den Betroffenen sehr unangenehm sind, ist mehr als verständlich. Vor allem weil der Geschlechtsverkehr unter anderem der Entspannung, dem Loslassen und nicht der Auslösung eines unangenehmen Schmerzzustandes dienen sollte. Aus dieser negativen Erfahrung kann sich leicht eine sogenannte Selbsterfüllungsprophezeiung ergeben, nämlich, daß aufgrund der bereits vorher erwarteten Kopfschmerzen diese auch prompt durch die sexuelle Betätigung eintreten und damit ein nur sehr schwer zu durchbrechender Teufelskreis seinen Anfang nimmt.

Über die Ursache von Kopfschmerzen nach dem Geschlechtsverkehr gibt es dennoch verschiedene Theorien, die sich grob in zwei Gruppen einteilen lassen. Die vorwiegend psychologisch orientierte Gruppe sieht die Ursache in einem bei dem Betroffenen bestehenden Schuldgefühl, die die Kopfschmerzen als Selbstbestrafung betrachten, da eine entsprechende Erziehung oder die religiöse Einstellung eine offene Sexualität nicht zuläßt, Sexualität nur der Fortpflanzung zu dienen habe, also auf gar keinen Fall mit Lust verbunden sein dürfe.

Die zweite Gruppe, vorwiegend organisch orientiert, sieht die Ursache in einem gefäßbedingten Kopfschmerz. Es wird vermutet, daß der Geschlechtsverkehr und insbesondere der Orgasmus eine Erweiterung der Blutgefäße im Zentralnervensystem bewirkt, der Kopfschmerz also auf eine organische Reaktion zurückzuführen sei.

Wie so häufig im Leben, wird auch hier nicht nur eine Theorie allein zutreffend sein, sondern es werden Anteile von beiden Einschätzungen bei den Betroffenen feststellbar sein.

In jedem Fall wird es für den Patienten wichtig sein, offen mit einem ganzheitlich orientierten Behandler über dieses Problem zu sprechen, um die notwendige Therapie einzuleiten, in der Medikamente eine untergeordnete Rolle spielen sollten. Der Therapeut sollte in der Lage sein, zu den geistigen Ursachen vorzudringen und diese mit dem Patienten zu beseitigen.

Ziel dieser Therapie könnte zum Beispiel das Erreichen einer veränderten Einstellung des Patienten zur Sexualität, das gegenseitige Mitteilen von sexuellen Wünschen und vor allem das Aufeinandereingehen der Partner sein.

Der von einem amerikanischen Psychiater etwas ironisch aufgestellten Behauptung, daß Kopfschmerzen das beste Verhütungsmittel aller Zeiten sei, wäre hiermit die Grundlage entzogen.

1.14. Kopfschmerzen bei Kindern

Kopfschmerzen können selbst schon bei Säuglingen auftreten. Die häufigsten Ursachen hierfür sind die sogenannten Kinderkrankheiten, nämlich Infektionskrankheiten wie Mumps, Windpocken, Masern und Scharlach. Aber auch chronische Mandelentzündungen, Erkrankungen der Stirn-, Kiefer- und Nasennebenhöhlen, Allergien, Lungenerkrankungen, Magenverstimmungen und Hepatitis können sowohl bei Erwachsenen als auch bei Kindern Kopfschmerzen hervorrufen. Immer häufiger tritt bei Schulkindern, ausgelöst durch falsche Erziehung mit zu hohem Leistungsanspruch, ein Überforderungssyndrom, nämlich der Schulstreß auf, der als Begleitsymptom Kopfschmerzen aufweist. Nicht weniger häufig werden seit geraumer Zeit

Kopfschmerzen registriert, die durch Haltungsschäden verursacht sind. Unter anderem einseitige Belastung durch zu schwere Büchertaschen, ungesunde Sitzmöbel und mangelnde Bewegung in der Freizeit und deren Folgeerscheinungen tragen dazu bei. Die unzureichende Anzahl von durchschnittlich zwei bis drei Stunden Schulsport pro Woche trägt zusätzlich dazu bei. Vertreter der Sportmedizin fordern seit langem, leider vergeblich, pro Schultag eine Sportstunde, um die erwähnten Mängel auffangen oder diesen vorbeugen zu können.

Viele Orthopäden beklagen heutzutage unzweckmäßige Kleidung, wie die zur Zeit wieder sehr beliebten superengen Jeans, die ihre Träger zu einer gekrümmten Haltung zwingen.

Unausbleibliche Folge davon sind Haltungsschäden, die Kopfschmerzen verursachen.

Kopfschmerzen, die durch Blutarmut, Sehstörungen, Augengeschwülste, Hirnhautentzündungen, nierenbedingten Bluthochdruck, Hirntumore oder gestörte Drüsenfunktionen entstehen, sind bei Kindern seltener. In jedem Falle sollten Kopfschmerzen bei Kindern genauso ernst genommen werden wie bei Erwachsenen und fachmännisch ursächlich abgeklärt werden. Die immer noch weit verbreitete Meinung, daß sich das schon alles wieder zurechtwachsen würde, kann sicher nur schaden.

Genauso falsch wäre es, das Kind aus Bequemlichkeit oder eigener schlechter Gewohnheit mit Tabletten abzuspeisen. Zu der Schädigung des heranwachsenden Körpers käme dann die Gefahr, das Kind zum Tablettenmißbrauch zu erziehen. Diese Hinweise werden durch die Tatsache bestätigt, daß viele Erwachsene angeben, schon als Kind unter Kopfschmerzen und Migräne gelitten zu haben, ohne daß diese Schmerzen ernst genommen wurden, geschweige denn deren Ursprung nachgegangen wurde.

1.15. Witterungsbedingte Kopfschmerzen

Auch wenn es bisher nicht gelungen ist, die ursächlichen Zusammenhänge zwischen verschiedenen Wetterlagen und Kopfschmerzen beziehungsweise Migräne wissenschaftlich akkurat nachzuweisen, läßt sich doch dieser Zusammenhang nicht leugnen.

In der Bundesrepublik bezeichnen sich circa 50 Prozent der Bevölkerung als wetterfühlig. Die hauptsächlichen Beschwerden dieser Wetterfühligkeit sind Müdigkeit, Schlafstörungen, depressive Verstimmungen und insbesondere Kopfschmerzen oder Migräne. Natürlich liegen die Ursachen der Wetterfühligkeit nicht im Wetter selbst begründet, sondern der Organismus des Betroffenen reagiert aufgrund einer erniedrigten Reizschwelle des vegetativen Nervensystems mit den genannten Beschwerden. Besonders Menschen mit einem niedrigen oder wechselnden, also instabilen Blutdruck reagieren häufig bei Wetter-, Luftdruck- oder Feuchtigkeitsänderungen mit Kopfschmerzen. Sehr bekannt sind die Föhnbeschwerden beziehungsweise -Kopfschmerzen, die bei Bewohnern im Bereich von Gebirgen häufig vorkommen. Ebenso bekannt ist der Südföhn auf der Nordseite der Alpen, welcher am häufigsten im Frühjahr und Herbst bei Höhenwinden aus Südwest bis Südost auftritt. Der Föhn ist ein warmer, trockener, oft stürmischer Fallwind aus großen Höhen, der an den Hängen, in den Tälern oder im Vorland hoher Gebirge auftritt, wenn jenseits des Gebirges Tiefdruck besteht. Wetterfühlige Menschen reagieren noch empfindlicher, wenn sie unter Bewegungsmangel leiden, was bei niedrigem Blutdruck gravierend spürbar wird.

Mit wachsender Entfremdung unserer Zivilisation von natürlichen und gesunden Lebensformen ist auch die Wetterfühligkeit in den letzten Jahrzehnten entsprechend angestiegen.

Unsere beheizten und zum Teil vollklimatisierten Räume haben die Anpassungsfähigkeit unseres Organismus an Wetterveränderungen immer mehr reduziert.

Eine spezifische Therapie der Wetterfühligkeit gibt es nicht. In den meisten Fällen werden Präparate oder Maßnahmen, die den Kreislauf und die Durchblutung betreffen, eine Linderung bringen. Eine gute Möglichkeit, die verlorene Anpassungsfähigkeit zurückzugewinnen, stellen neben sportlichen Betätigungen Sauna- und Kneippanwendungen dar. Als weitere Abhärtungsmaßnahme ist eine nicht zu warme, verwöhnende Kleidung zu empfehlen.

1.16. Kopfschmerzen durch Entzündungen der Kopfarterien

Die sogenannte Arteriitis cranialis, eine chronische nichtbakterielle Entzündung der Kopfarterien, tritt besonders bei alten Menschen auf, wo sie langanhaltende, bis zur Unerträglichkeit anwachsende Kopfschmerzen verursachen kann. Häufig gehen diesen Kopfschmerzen Glieder- und Gelenkschmerzen, vor allem im Schulter- und Beckenbereich voraus oder treten parallel dazu auf. Neben diesen Schmerzen können Appetitlosigkeit, Fieber und Gewichtsverlust auftreten. Charakteristisch für diese Krankheit ist ein beim Kauen auftretender Zungen- oder Gesichtsschmerz, der den Betroffenen zwingt, beim Essen häufig Pausen einzulegen oder sogar vollständig auf feste Nahrung zu verzichten. Die Schläfenarterie ist bei diesem Krankheitsbild oft gerötet, später geschwollen, sichtbar und sehr druckempfindlich. Ausschlaggebend für die Diagnose ist die starke Erhöhung der Blutsenkung. An dieser Erkrankung leiden zehn Prozent der Achtzigjährigen. Die dabei befürchtete Komplikation der Erblindung eines oder beider Augen kann bei rechtzeitiger Behandlung, die schulmedizinisch die Verabreichung von Cortison vorsieht, verhindert werden, die Erkrankung kann zum Stillstand gebracht werden. Auch die Kopfschmerzen verschwinden dann meistens sofort.

1.17. Kopfschmerzen bei Schizophrenie

Etwa zwei Drittel der an chronischer Schizophrenie Erkrankten, die Übergangsformen dieses Krankheitsbildes eingeschlossen, leiden an körperlichen Beschwerden, die parallel zu ihrer eigentlichen Geisteskrankheit bestehen. Sehr häufig treten hierbei auch Kopfschmerzen auf, so daß bei unklaren, länger anhaltenden Kopfschmerzen der Verdacht auf eine beginnende Schizophrenie fachärztlicherseits besonders dann in Erwägung gezogen werden muß, wenn sich Ansätze einer Veränderung der Persönlichkeit, Denk- und Sprachstörungen, abnorme Stimmungsschwankungen, Halluzinationen oder Wahnvorstellungen bemerkbar machen. Einige Zeit vor Ausbruch der eigentlichen Krankheit treten häufig schizoide, also der Schizophrenie ähnliche Wesenszüge auf. In jedem Fall ist eine umgehende fachärztliche Untersuchung und eventuell eine längere Beobachtungszeit erforderlich.

Etwa ein Prozent der Bevölkerung ist von dieser Krankheit betroffen. Im Gegensatz zur früheren Ansicht, daß diese Erkrankung erblich bedingt sei, wird heute vor allem in den USA die Meinung vertreten, daß die soziokulturelle Umwelt und die lebensgeschichtliche Entwicklung des Patienten die entscheidenden Faktoren sind.

1.18. Kopfschmerzen bei Depressionen

Häufig treten Kopfschmerzen bei Depressionen als Begleiterscheinung auf. Nicht selten stellen sie sogar das Leitsymptom dar oder sind zunächst das einzige Symptom, das auf das mögliche Vorhandensein von Depressionen hinweist, so daß der Patient sich vielfach nur wegen bestehender Kopfschmerzen in Behandlung begibt. Die Art der Kopfschmerzen ist dabei sehr unterschiedlich. Sie läßt normalerweise von vornherein auch keine Rückschlüsse auf eine bestehende Depression zu. Jedoch klagen etwa 75 Prozent der an Depressionen Leidenden über Kopfschmerzen unterschiedlichster Art. Erst eine ausführliche Befragung des Patienten im Rahmen einer gründlich erstellten Anamnese (Krankengeschichte) fördert bei entsprechendem Fingerspitzengefühl Angaben zutage, die das genannte Krankheitsbild mit einiger Sicherheit umreißen, wie zum Beispiel Lebensüberdruß, Niedergeschlagenheit, allgemeine Lustlosigkeit, Inaktivität, Ideen- und Interessenlosigkeit, Melancholie, Angstzustände und eventuell Selbstmordgedanken.

Häufig ist der Patient dann nicht geneigt, seine Kopfschmerzen als Symptom seiner Depression zu erkennen und zu akzeptieren. Viel eher ist er bereit, seine Depressionen als Folge seiner Kopfschmerzen einzuordnen. Derartige Erkrankungen werden als larvierte (verborgene) Depressionen bezeichnet. Als Methode der Wahl käme sicherlich eine fundierte Psychotherapie in Frage.

1.19. Neurotisch bedingte Kopfschmerzen

Neurose gilt als Sammelbegriff für unterschiedliche Fehlentwicklungen der Psyche, des Trieblebens und krankhafter Funktionsstörungen des Nervensystems, die als Folge unverarbeiteter, unbewußter Konflikte sowohl Verhaltensstörungen als auch somatische (organische) Gesundheitsstörungen auslösen können.

Diese Erkrankung beruht in erster Linie nicht auf einer organischen Schädigung, sondern hat eine fehlerhafte psychische Einstellung zur Ursache. Sie kann zum Beispiel in einem unbewußten Ausweichen vor den Anforderungen und Aufgaben des Lebens bestehen und sich in einer Zwangs-, Angst- oder Ressentimenthaltung äußern. Eine weitere Form stellt das Ausweichen oder die Flucht in die Krankheit dar. Die seelisch nicht verarbeiteten Gefühle, Erlebnisse und Konflikte werden verdrängt, „vergessen", wirken jedoch aus dem Unbewußten weiter, ohne daß der Betroffene dieses ursächlich erkennen kann. Es entsteht eine durch Verdrängungsmechanismen verursachte Fehlhaltung. Häufig tritt das ins Unbewußte Verdrängte als Konversions- oder Organneurose körperlich in Form von Kopfschmerzen auf. Schuldgefühle und Selbstbestrafung können hierbei eine wichtige Funktion haben. Die unbewußte Flucht in die Krankheit, in diesem Falle Kopfschmerzen, hat mit Einbildung oder Simulation nichts zu tun. Der Kranke leidet tatsächlich an Kopfschmerzen, ohne daß hierfür eine organische Ursache gefunden werden kann. Auch wenn häufig, mit diesen Symptomen unbewußt beabsichtigt, ein erheblicher Krankheitsgewinn zu erzielen ist und der Betroffene zum Beispiel mehr Zuwendung erhält oder von unangenehmen Arbeiten und Entscheidungen befreit wird, da er ja ‚wirklich' krank ist. Er ist den Aufgaben, welche die Umwelt an ihn stellt, nicht gewachsen. Er braucht oder benutzt seine Kopfschmerzen, um sich zu schützen, um nicht als Versager dazustehen; denn Krankheit wird auch heute noch fast ausnahmslos als objektiver Hinderungsgrund akzeptiert und nicht als ein persönliches Versagen eingeordnet.

Wie schwierig gerade die Therapie von neurotisch bedingten Kopfschmerzen oder anderen neurotisch bedingten Organerkrankungen ist, wird aus dem Geschilderten bereits deutlich. Vor allem die dem Kranken nicht bewußten ursächlichen Zusammenhänge auf der einen und der Krankheitsgewinn auf der anderen Seite stellen ein starkes Hindernis für die Therapie dar.

Zur Aufgabe der Therapie, in der Praxis vorzugsweise der Psychoanalyse oder einer anderen Form der Psychotherapie, gehört es, die auslösenden, bisher verdrängten Ursachen aufzuspüren, aufzudecken und sie dem Betroffenen wieder ins Bewußtsein zu bringen; sie möglichst noch einmal mit allen Sinnen erfahren, durchleben zu lassen, sie ganz zu löschen, so daß ein weiterer Anlaß für ihre Existenz nicht mehr gegeben ist und somit ein der jeweiligen Lebenssituation angemessenes Verhalten möglich wird. Beim Erreichen dieses Zieles verschwinden auch die Kopfschmerzen. Der Zeitaufwand, der bei einer Psychoanalyse beträchtlich sein kann, ist vorwiegend abhängig von der Dauer der Störung, der Mitarbeit des Patienten und der Art und Weise der durchgeführten Psychotherapiemethode. Das kann günstigenfalls Wochen, meistens jedoch Monate oder in Einzelfällen auch Jahre dauern. Werden jedoch die Kopfschmerzen mit einer nicht ursächlich orientierten Therapie, nämlich einer Symptomunterdrückung zum Verschwinden gebracht, melden sich als Ersatzsymptome Störungen oder Erkrankungen an anderen Organen wie zum Beispiel Magengeschwüre, Herzangst, Verdauungsstörungen oder Hauterkrankungen. Es kommt hierbei „nur" zu einer Symptomverschiebung, die durchaus unangenehmere Folgen für den davon Betroffenen haben kann. Selbstverständlich ist nicht jeder Kopfschmerz, für den eine organische Erkrankung als Ursache nicht festgestellt werden kann, das Symptom einer neurotisch bedingten Erkrankung.

2.

Migräne

Formen, Entstehung, Ablauf, Symptome und Behandlung

2.1. Überblick

Es gibt wohl kaum ein Krankheitsbild, welches so schillernd, so häufig und ausführlich, aber auch so widersprüchlich nicht nur in der Fachliteratur beschrieben wird. Wer kennt nicht die Schilderungen aus der Literatur und Theaterwelt, aus Volkskomödien oder mündlichen Überlieferungen, in denen als Verhaltensklischee die Dame aus höherer Gesellschaftsschicht in unangenehmen Situationen sicherheitshalber in Ohnmacht fällt oder sich ihre Migräne nimmt. Bereits vor über 2000 Jahren beschäftigte sich der berühmte griechische Arzt und Philosoph Hippokrates, der um 460 bis 377 vor unserer Zeitrechnung lebte, mit dem Wesen und den Ursachen der Migräne. Bereits im 2. Jahrhundert waren die wesentlichen klinischen Merkmale der Migräne, nämlich ihr anfallartiges periodisches Auftreten, ihre Beziehung zur Persönlichkeit und zu anderen auslösenden Faktoren, ihre körperlichen und psychischen Symptome bekannt. Seit dieser Zeit bestimmen zwei theoretische Konzepte das medizinische Denken und Handeln bei der Therapie von Migräne. Der erste Ansatz hat die humoralpathologische, der zweite die sympathetische Theorie zur Grundlage. Die Humoralpathologen machten als Ursache für das im Zusammenhang mit der Migräne häufig auftretende gallertartige Erbrechen, das allgemeine Unwohlsein, verbunden mit Magenschmerzen, und die heftigen, vorwiegend einseitigen Kopfschmerzen eine Überproduktion von Gallenflüssigkeit verantwortlich. Ein schlechtes Allgemeinbefinden, eine Mißlaunigkeit und eine pessimistische Lebensauffassung wurden genauso auf eine vermehrte, zu starke Produktion der Gallensäfte zurückgeführt. Dieses scheint auch der Volksmund mit den folgenden Sprichwörtern auszudrücken: *„Mir läuft die Galle über“, „Er spuckt Gift und Galle“* und *„Dir ist wohl eine Laus über die Leber gelaufen“.* Obwohl der Volksmund mehr damit meint, als daß die Organeinheit Leber/Galle für den körperlichen Zustand verantwortlich ist, nämlich, daß sich im Sinne der Organsprache psychische Verfassungen und Störungen körperlich an bestimmten Organen manifestieren. Das gilt vor allem, wenn sie auf der ihnen gemäßen Erscheinungsebene nicht beachtet wurden; sich also ein mürrisches Wesen, Gereiztheit und Unzufriedenheit oder eine generell pessimistische Lebensauffassung vorzugsweise symptomatisch als Leber-Galle-Beschwerden äußern.

Gemäß der humoralpathologischen Theorie bestanden die therapeutischen Bemühungen zum einen darin, fette Speisen nach Möglichkeit zu meiden und zum anderen mit einer entsprechenden Medikation die Produktion von Gallenflüssigkeit zu reduzieren

Die sympathetische Theorie dagegen sah die Ursache der Migräne in veränderten Funktionen eines oder mehrerer Bauchorgane, wie Magen, Darm oder dem „Unterleibsorgan“ Uterus (Gebärmutter) begründet. Von dort aus, so wurde vermutet, gelangten über hierfür zuständige, jedoch nicht näher definierte Nervenbahnen Impulse zum Kopf beziehungsweise Gehirn, die den Zustand der Migräne auslösten. Vielleicht verbarg sich schon damals hinter dieser Theorie die in der letzten Zeit vermehrt diskutierte Erkenntnis, daß viele Menschen ein gestörtes Verhältnis zwischen Kopf und Bauch, zwischen Verstand und Gefühlen aufweisen.

Es drängt sich förmlich die Vermutung auf, daß man einem ganzheitlichen Therapieansatz schon damals wesentlich näher als heute war, denn die ausschließliche Verordnung von schmerzstillenden und/oder die Psyche „aufhellenden“ Medikamenten ist heute noch die gängige Praxis bei der Kopfschmerz- und Migränetherapie. Erst langsam beginnen sich ganzheitliche, psychosomatische Betrachtungsweisen und Behandlungsmethoden allgemein und in erster Linie bei der Behandlung von Migräne- und Kopfschmerzkranken durchzusetzen.

Der Name Migräne, abgeleitet von dem französischen Wort „Migraine“, das aus dem griechischen Wort „Hemicrania“ entstanden ist, bedeutet soviel wie halbseitiger Kopfschmerz.

Neben Übelkeit, Erbrechen und Sehstörungen ist der halbseitige, anfallsartig und periodisch auftretende Kopfschmerz nach heutiger Auffassung das kennzeichnende Merkmal für die Migräne.

Die Migräne wird im allgemeinen als ein familiär gehäuft auftretendes Leiden definiert, bei dem es wiederholt zu attackenartigen Kopfschmerzen von unterschiedlicher Dauer, Häufigkeit und Stärke kommt. Die Kopfschmerzen treten dabei in der Regel einseitig auf und werden häufig von Appetitlosigkeit, Übelkeit und Erbrechen begleitet. Entgegen den bestehenden Vorurteilen leiden nicht nur Frauen unter Migräne. Der Anteil der an Migräne erkrankten Männer beträgt immerhin zwischen 30 und 40 Prozent. Selbst Kinder werden von diesem Leiden nicht verschont. Insgesamt wird die Anzahl der Migränekranken in der Bundesrepublik auf nahezu zwei Millionen geschätzt. Etwa ein Viertel der Migräniker erlebt den ersten Migräneanfall bereits im Alter von acht bis zehn Jahren, die Mehrheit jedoch erst im Alter von 20 bis 30 Jahren. Bei Frauen tritt die Migräne am häufigsten im gebärfähigen Alter auf. Nahezu jede fünfte Frau leidet während dieses Zeitraumes an solchen Beschwerden. Personen, die das 45. Lebensjahr überschritten haben und von der Migräne bisher nicht betroffen waren, bleiben in der Regel auch weiterhin hiervon verschont. Für die Betroffenen ist die Tatsache, daß mit zunehmendem Alter auch die Kopfschmerzen gewöhnlich geringer werden oder sogar ganz verschwinden können, sicherlich nur ein kleines Trostpflaster.

2.2. Die einfache Migräne

In den folgenden Kapiteln werden zunächst die wichtigsten und am häufigsten vorkommenden Symptome der einfachen Migräne beschrieben.

2.2.1. Der Kopfschmerz als Migränesymptom

Die Hauptsymptome der einfachen Migräne stellen Kopfschmerzen und Übelkeit dar. Dabei werden die Kopfschmerzen in den meisten Fällen als heftiger, einseitiger und klopfender Schläfenschmerz von den Betroffenen beschrieben. Im Verlauf des Migräneanfalles können sich diese Schmerzen auf den ganzen Kopfbereich ausbreiten. Migränekopfschmerzen treten ebenso häufig über den Augenhöhlen, im Stirnbereich, hinter den Augäpfeln, im Bereich des Scheitelbeines, hinter den Ohren oder im Bereich des Hinterkopfes auf. Weiterhin können sich diese Schmerzen in der Wangenregion, über der Nasenwurzel, im Bereich des Ober- oder Unterkiefers oder des Jochbeins abspielen. Bei vielen Betroffenen lokalisieren sich die Schmerzattacken mehrheitlich, bei anderen vorwiegend oder ausschließlich auf ein und derselben Seite des Schädels. Eine Variante besteht darin, daß je nach Schmerzintensität und Häufigkeit der Migräneanfälle sich die hauptsächlich und die weniger betroffenen Kopfseiten abwechseln. Daneben besteht die Möglichkeit, daß von Anfall zu Anfall sich die betroffenen Seiten regelmäßig abwechseln.

Die Qualität dieser Schmerzen ist ebenso unterschiedlich wie ihre Lokalisation. Bei ungefähr der Hälfte der Patienten findet man den pulsierenden, pochenden Kopfschmerz. Aber auch bei diesen tritt er häufig nur zu Beginn des Anfalles auf, um dann im Verlauf des Anfalls in einen Dauerschmerz überzugehen. Wobei ein anhaltendes Pulsieren normalerweise nur dann vorkommt, wenn der Patient trotz des Migräneanfalles seinen gewohnten Tätigkeiten nachgeht. Der pulsierende, pochende Schmerz, der synchron mit dem Puls verläuft, läßt sich häufig als Pulsation der Schläfenarterien sichtbar wahrnehmen. Da sich der Schmerz durch Druck auf die betroffene Schläfenarterie, auf die Halsschlagader oder auf den Augapfel lindern läßt, bohren viele Patienten während eines Migräneanfalls die betroffene Kopfseite in ein Kopfkissen oder drücken mit den Fingern gegen die schmerzende Kopfpartie. Jede aktive oder passive Bewegung, laute Geräusche, Lichtreize, Husten, Erbrechen, selbst die bloße Anwesenheit von Personen können diesen gefäßbedingten Kopfschmerz bis nahezu ins Unerträgliche verschlimmern. Die Dauer der Migränekopfschmerzen ist sehr unterschiedlich. Sie kann, wie zum Beispiel bei der Sonderform der Migräne, dem Cluster-Kopfschmerz, nur

Minuten bis zu einer Stunde betragen. Bei der einfachen Migräne dauern die Schmerzen gewöhnlich acht bis 24 Stunden, selten weniger als drei Stunden, manchmal sogar einige Tage bis zu einer Woche. Kommt es jedoch zu derart lange andauernden Schmerzen, können Veränderungen des Gewebes entstehen. Dabei reagiert dann die betroffene Schläfenarterie nicht nur sehr druckempfindlich, sondern ist auch sichtbar verhärtet. Ebenso können die Hautpartien, die die Arterien umgeben, länger als einen Tag nach Beendigung der Kopfschmerzen empfindlich reagieren. Relativ selten bilden sich als Folge der in den Arterien herrschenden abnormen Druckverhältnisse und der daraus resultierenden Überdehnungssituation um die betroffenen Arterien herum spontan Hämatome (Blutergüsse) oder Ödeme (Wassergeschwülste).

Auch die Schmerzintensität des Migränekopfschmerzes ist individuell sehr unterschiedlich. Die Skala des Schmerzerlebnisses reicht von kaum wahrnehmbar bis zu nahezu unerträglich. Selbst Ereignisse, die zu einer Erschütterung des Körpers führen, wie Husten, Niesen oder ruckartige Kopf- und Körperbewegungen können bereits Schmerzen auslösen. Die Phasen des intensiven Schmerzes sind während des gesamten Migräneanfalles gewöhnlich nicht gleichbleibend. Sie können über den Zeitraum von Minuten, seltener länger bestehen und dabei langsam zu- oder abnehmen. Eine Verschlimmerung der migränebedingten Kopfschmerzen kann auch durch bereits vorhandene oder gleichzeitig bestehende Kopfschmerzen anderen Ursprungs erfolgen. Ebenso können, wie in der Praxis häufig zu beobachten, Spannungskopfschmerzen im Bereich der oberen Halswirbelsäule oder des Hinterkopfes einen Migräneanfall auslösen oder parallel dazu bestehen.

2.2.2. Übelkeit, Erbrechen und andere Symptome

Die Übelkeit ist ein weiteres, zur einfachen Migräne gehörendes Symptom. Auch dieses Symptom tritt unterschiedlich häufig, intensiv, andauernd, den gesamten Migräneanfall prägend auf. Selbst wenn die Übelkeit körperlich nicht immer im Vordergrund steht, beeinflußt sie doch das Gesamtbefinden beziehungsweise das gesamte Verhalten so, daß der überwiegende Teil der Migräniker nicht nur während des Anfalles keine Nahrung zu sich nimmt, sondern selbst der Anblick, der Geruch einer Mahlzeit oder schon der Gedanke daran stärkste Übelkeit auslösen können.

Als weitere, mit der Übelkeit einhergehende oder diese eventuell auslösende Symptome können vermehrter Speichelfluß und Sodbrennen auftreten. Nicht selten beginnen diese Störungen vor dem eigentlichen Migränekopfschmerz, so daß der Betroffene gegebenenfalls vor Ausbruch des Migräneanfalles diesen durch die Einnahme von Medikamenten verhindern oder wenigstens erträglicher gestalten kann. Durch eine bereits bestehende Übelkeit können ebenso Schluckauf, Würgen, Aufstoßen und Erbrechen ausgelöst werden. Nur selten beendet ein Erbrechen die Übelkeit oder den gesamten Anfall. Wesentlich häufiger tritt eine erhebliche Verschlimmerung der Migränekopfschmerzen ein. Insbesondere die starke Übelkeit wird von vielen Betroffenen wesentlich schlimmer als die vorhandenen Kopfschmerzen oder andere den Anfall begleitende Beschwerden erlebt.

Bei manchen Patienten, vor allem bei Jugendlichen, sind schwere Übelkeit und Erbrechen während des gesamten Migräneanfalls vorherrschend und stellen den mehr als unangenehmen Höhepunkt der einfachen Migräne dar. Durch das ständig wiederkehrende Erbrechen wird, nachdem sich der Magen vollständig entleert hat, nachfließende Galle erbrochen und schließlich, wenn der Körper keine Flüssigkeit mehr von sich gibt, kommt es nur noch zu einem quälenden Aufstoßen und Würgen. Dieser Zustand führt, begleitet von starken Schweißausbrüchen und Durchfällen, zu einem erheblichen Flüssigkeits- und Elektrolytverlust, so daß für die betroffenen Patienten Bettruhe erforderlich wird.

2.2.3. Veränderungen im Bereich des Gesichts

Orientiert an dem Aussehen des Gesichts, nämlich an seiner Verfärbung während des Migräneanfalles, wird zwischen einer „roten Migräne“ und einer „weißen Migräne“ unterschieden. Vorwiegend Patienten, die vor Verlegenheit, Aufregung, Wut oder Ärger leicht erröten, neigen zu dem Typus der roten Migräne. Wesentlich verbreiteter ist die weiße Migräne. Hierbei kommt es zu einem blassen, eingefallenen, abgespannten, verhärmten oder aschgrauen Aussehen. Es bilden sich Ringe unter den Augen, die diese verkleinert und eingesunken erscheinen lassen. Das gesamte Erscheinungsbild kann dem eines Schockzustandes ähnlich sein. Übelkeit und auffallende Blässe treten stets gemeinsam auf. Ein plötzlicher Wechsel von rotem Aussehen zu Beginn des Anfalles in ein blasses Aussehen des Gesichts nach Verlauf einiger Minuten ist ebenso möglich, jedoch seltener. Bei manchen Patienten treten am Anfang des Migräneanfalles Schwellungen der Zunge, des Gesichts oder der Lippen auf. Wasseransammlungen in den Gewebespalten (Ödeme) im Bereich des Gesichtes oder in der Kopfhaut können nach länger andauernder Gefäßerweiterung ebenfalls auftreten und zu einer erhöhten Empfindlichkeit oder zu Schmerzen in den betroffenen Partien führen.

2.2.4. Symptome im Bereich der Augen

Vor oder während eines Migräneanfalles treten bei fast allen Migränikern Veränderungen im Bereich der Augen auf. Selbst wenn diese von den Betroffenen nicht als visuelle oder die Augen betreffende Symptome registriert werden. In den meisten Fällen kommt es zu einem Anschwellen von Gefäßen des Augapfels.

Bei besonders starken Migräneattacken, dieses ist besonders für den Cluster-Kopfschmerz typisch und kennzeichnend, sind die Augen sehr gerötet. Als weitere Veränderung können die Augen durch den Tränenfluß ein feuchtes Aussehen erhalten oder durch Entzündungen bedingt, die durch Austreten von Flüssigkeit aus den Gefäßen entsteht, trübe erscheinen. Auch das Erscheinungsbild von glanzlosen und eingesunkenen, „hohlen" Augen ist möglich. Gemeinsam mit den beschriebenen Veränderungen können Beschwerden wie Juckreiz und Brennen der Augen aber auch eine als schmerzhaft empfundene Lichtempfindlichkeit und Sehstörungen in Form von verschwommenem Sehen auftreten.

2.2.5. Symptome im Bereich der Nase

Ungefähr ein Viertel der Migränepatienten klagt über das im Verlauf eines Migräneanfalls auftretende Symptom der verstopften Nase. Da dieses Symptom in Fachkreisen bisher noch wenig bekannt ist, wird dieser Zustand häufig als Nasennebenhöhlenentzündung oder allergisch bedingter Kopfschmerz fehldiagnostiziert. Der Eindruck einer verstopften Nase entsteht durch eine Schwellung der Nasenmuscheln, die gleichzeitig gerötet sind.

Ein weiteres Symptom im Bereich der Nase, das sich am Anfang oder am Ende eines Anfalles bemerkbar machen kann, ist eine starke, wie zu Beginn eines Schnupfens katarrhalische Sekretabsonderung. Da mit diesem „Schnupfen" ein allgemeines Zerschlagenheitsgefühl und Kopfschmerzen einhergehen, gibt auch dieser Zustand häufig Anlaß zur Fehldiagnose „grippaler Infekt" oder „Virusgrippe". Wird jedoch deutlich, daß dieser vermeintliche Schnupfen häufig oder regelmäßig an Wochenenden oder nach emotionalen Belastungen auftritt, kann der Zusammenhang erkannt und die richtige Diagnose der bestehenden Migräne gestellt werden.

2.2.6. Symptome des Bauchraumes und des Darmgebietes

Bei nahezu jedem zehnten an einer einfachen Migräne leidenden Erwachsenen treten während der Migräneattacke Schmerzen im Bereich des Bauches oder eine gestörte Darmtätigkeit auf. Der Anteil der jüngeren Patienten, der diese Symptome während des Anfalls aufweist, wird in der Fachliteratur als weitaus höher angegeben.

Es lassen sich zwei Arten von Leibschmerzen feststellen. Einmal sind es Schmerzen, die sich überwiegend im Oberbauch lokalisieren und bis in den Rücken ausstrahlen können. Diese Schmerzen werden als anhaltend, bohrend, besonders stark und neuralgisch beschrieben. Sie sind mit denen vergleichbar, wie sie bei einer Gallenblasen-, Bauchspeicheldrüsenentzündung oder einem durchgebrochenen Magengeschwür entstehen. Zum anderen sind es häufiger vorkommende kolikartige Bauchschmerzen, die sich im unteren rechten Viertel des Leibes abspielen und daher oft als Blinddarmreizung oder Blinddarmentzündung fehldiagnostiziert werden.

In der der eigentlichen Krankheitserscheinung vorausgehenden Phase, der Prodromalphase, oder zu Beginn der Migräneattacke lassen sich häufig ein aufgeblähter Leib, fehlende Darmgeräusche und Verstopfung feststellen. Die Ursache hierfür ist eine vorübergehende, durch die Gefäßüberdehnung bedingte Blutstauung im gesamten Magen- und Darmbereich. Kolikartige Schmerzen mit Durchfall und saurem Erbrechen sind die sich daran im weiteren Verlauf oder am Ende des Anfalles anschließenden Symptome der wieder einsetzenden Eigenbewegung (Peristaltik) des Darmes.

2.2.7. Teilnahmslosigkeit und Schläfrigkeit

Eine gewisse Teilnahmslosigkeit und ein Verlangen nach Ruhe sind ein charakteristisches Merkmal bei fast allen Formen der einfachen Migräne. Schon der bestehende Gefäßkopfschmerz, der auf jede Kopfbewegung, auf jede leiseste Erschütterung des Kopfes oder Körpers höchst empfindlich reagiert, macht ein geschäftiges Treiben oder ein Ausüben der üblichen Tätigkeit schon von sich aus zur Qual. Jedoch ist dieser Tatbestand nicht der einzige und hauptsächliche Grund für das Bedürfnis nach Ruhe und Passivität. Manche Betroffenen fühlen sich deprimiert und suchen das Alleinsein und die Inaktivität, andere sind körperlich geschwächt und träge, wieder andere sind müde und verlangen nach Schlaf. Für die Beziehung von Schlaf zu Migräne sind die folgenden Erscheinungsbilder von Bedeutung: Der Zustand einer starken Schläfrigkeit oder stärkster Teilnahmslosigkeit vor oder während einer einfachen Migräne. Die Beendigung eines Migräneanfalles durch einen besonders tiefen und kurzen Schlaf oder durch den typischen protrahierten (verzögert eintretenden und gegebenenfalls länger andauernden) Schlaf, der bei vielen Migräneanfällen auftritt und diese abklingen läßt. Minuten oder Stunden vor Beginn anderer Migränesymptome kann sich eine Teilnahmslosigkeit oder Schläfrigkeit einstellen. Dieser Zustand kann ebenso zum gleichen Zeitpunkt, also parallel mit Kopfschmerzen und anderen Beschwerden auftreten. Ein sich ständig wiederholendes Gähnen ist für diese Stadien der Lethargie typisch. Da man sich dieser migränebedingten Schläfrigkeit kaum entziehen und es vor allem während dieser Phase zu unangenehmen, alptraumartigen Träumen kommen kann, ist es wichtig, diesen Zustand nach Möglichkeit zu verhindern. Bei einigen Patienten hilft ein kurzer und tiefer Schlaf vor Beginn eines Migräneanfalls, diesen erheblich erträglicher zu gestalten oder gar nicht erst entstehen zu lassen.

2.2.8. Störungen des Gleichgewichtes, Unsicherheit und Schwächegefühl

Ein nicht geringer Anteil der Migränepatienten klagt während eines einfachen Migräneanfalles über ein Unsicherheits- beziehungsweise Schwindelgefühl. Ein echter Drehschwindel dagegen kommt bei der Form der einfachen Migräne höchst selten vor. Intensivere Schwindelzustände, Gleichgewichtsstörungen oder etwa der Zustand der Bewußtlosigkeit treten fast ausschließlich als Begleiterscheinungen oder Folgen anderer Migräneformen auf.

Die Ursachen der beschriebenen Symptome sind sehr unterschiedlich. Von entscheidender Bedeutung werden sicherlich die Reaktionen des autonomen, unwillkürlichen Nervensystems auf die Schmerzen und die vorhandene Übelkeit, eine gefäßbedingte Kollapsneigung oder eine eintretende Erschöpfung als Folge eines hohen Flüssigkeitsverlustes sein. In diesem Zusammenhang kann eine Muskelschwäche auftreten, die mit allgemeiner Kraftlosigkeit einhergeht. Das gesamte Geschehen wird zusätzlich noch von einem das Bewußtsein trübenden beziehungsweise einengenden zentralnervösen Mechanismus überlagert.

2.2.9. Veränderungen des Flüssigkeitshaushaltes

Im Rahmen einer wissenschaftlichen Untersuchung konnten Angaben von Migränikern über eine Gewichtszunahme während des Anfalles bestätigt werden. Etwa ein Drittel der Untersuchten weisen zu Beginn des Anfalles eine leichte Gewichtszunahme auf. Die Untersuchung erbrachte das Ergebnis, daß die Gewichtszunahme und die gleichzeitig vorkommende Retention (Ausscheidungsschwäche) von Flüssigkeit nicht als Ursache der Migräne betrachtet werden kann, sondern ein die Migräne begleitendes Symptom darstellt. Während dieser Phase der Flüssigkeitsretention wird wesentlich weniger, und zwar dunkler, hochkonzentrierter Urin ausgeschieden. Erst später kommt es zu einer Ausscheidung der in den Gewebespalten eingelagerten Flüssigkeit. Häufig wird eine Migräneattacke dann mit einer intensiven Urinausscheidung beendet.

2.2.10. Körperliche und sensorische Überempfindlichkeit

Besonders häufig treten bei Migräneanfällen körperliche Überempfindlichkeit und extreme Lichtempfindlichkeit (Photophobie) auf. Diese beiden Phänomene gelten als zentrale diagnostische Hinweise auf das Krankheitsbild einer Migräne. Während der Phase der übersteigerten Empfindlichkeit läßt sich zum einen als Folge des sich negativ färbenden Gemüts eine soziale Isolierung, eine Abkapselung für die Dauer des Migräneanfalles feststellen. Der Kranke zieht sich in ein möglichst ruhig gelegenes und abgedunkeltes Zimmer zurück. Zum anderen kann eine Überempfindlichkeit, welche die Folge einer allgemeinen, das Empfindungsvermögen betreffende (sensorische) Übererregtheit darstellt, derart intensiv sein, daß der Patient nicht nur keinerlei Berührung seines Kopfes ertragen kann, sondern jeder Lichtreiz, selbst leise Geräusche wie das Ticken einer Uhr für ihn unerträglich werden können. Auch andere entfernte Geräusche, Verkehrslärm oder selbst ein tropfender Wasserhahn werden von den Patienten als unerträglich laut erlebt und können ihn in Wutausbrüche versetzen, ihn schier bis zur Weißglut bringen. Diese Fehlempfindung beziehungsweise Überempfindlichkeit gegenüber Schalleindrücken wird als Phonophobie bezeichnet.

Die Photophobie ist ein insbesondere bei Migränikern vorkommendes Leiden, das durch Licht hervorgerufen wird und den Betroffenen höchste Qualen bereiten kann. Sie führt bei den Patienten zu einer völligen Vermeidung von Helligkeit und kann das prägnante äußerliche Symptom während des gesamten Migräneanfalles sein. Als Ursachen für eine Photophobie kommen nicht nur die Blutfülle und Stauung der Gefäße der Augäpfel und damit einhergehende Reizungen oder Entzündungen der Bindehäute, die sich als Brennen und Jucken der Augen äußern, in Frage. Eine weitere Ursache liegt in einer bestehenden zentralen Übererregbarkeit und einem erhöhten sensorischen Erregungszustand begründet. In diesem Zustand können intensive und auch verlängerte Nachbilder mit einer lebhaften assoziativen Bildersymbolik auftreten. So ist es zum Beispiel möglich, daß Patienten, die sich während dieser Phase des Migräneanfalles eine Fernsehsendung ansehen, dieser Sendung nicht mehr folgen können, weil sich derart lebhafte Nachbilder einstellen. Schließt der Betroffene in dieser Phase seine Augen, bietet sich ihm eine kaleidoskopartige Farb- und Bilderdarstellung in rascher Folge. Ebenso kennzeichnend für einen schweren Migräneanfall kann eine erheblich gesteigerte

Geruchs- oder Geschmackswahrnehmung sein. Gerüche, die im Normalzustand vom Patienten als angenehm empfunden werden, es kann sogar das Lieblingsparfüm sein, werden nun als übelriechend, ja als stinkend empfunden und rufen stärkste Übelkeit hervor. Auch ungewürzte, geschmacklose Speisen werden dann als zu intensiv und ekelhaft schmeckend empfunden.

Im allgemeinen tritt die Überempfindlichkeit der Sinne vor oder während eines frühen Stadiums von Migräneanfällen auf. Im Anschluß daran läßt sich häufig eine verminderte Empfindlichkeit oder eine gleichgültige Haltung gegenüber Sinnesreizen feststellen.

2.2.11. Änderung des Affekts

Die wesentlichen Veränderungen des Affekts stellen gerade zu Beginn der Migräneattacke eine von Gereiztheit und Mißlaunigkeit beeinflußte Überaktivität und im Anschluß daran, während der länger andauernden Phase des Anfalles selbst, ein Stadium von Apathie und Depression dar. Dabei zeigt die eintretende Stimmungsänderung nicht nur eine einfache Reaktion auf die Beschwerden des Schmerzes, der Übelkeit oder anderer weiterer Symptome der Migräne, sondern ist als ein selbständiges Symptom zu betrachten, welches parallel mit anderen auftreten kann.

In der Phase der Gereiztheit und Mißlaunigkeit ist der Patient motorisch unruhig oder leicht erregt. Hat er sich niedergelegt, wird er sich ständig hin- und herwälzen, ewig sein Bettzeug aufs neue zurechtrücken, einfach keine Ruhe finden. Jeder Sinnesreiz, ebenso soziale Kontakte werden von ihm abgelehnt. Das Ausmaß seiner Gereiztheit kann beträchtlich sein. Läßt sich der Patient nicht davon abbringen, seine üblichen Aktivitäten während dieses Zeitraumes beizubehalten, kann sich der bestehende Zustand noch drastisch verschlimmern und zu einem Teufelskreis führen, so daß auch andere Symptome des Migräneanfalles an Intensität zunehmen. Befindet sich der Patient auf dem Höhepunkt seiner Migräneattacke oder nimmt der Anfall einen protrahierten Verlauf, bietet sich ein völlig anderes Bild. Während dieses Zeitabschnittes, sofern der Patient nicht aus wichtigen Gründen zu irgendwelchen Aktivitäten gezwungen ist, wird sich dieser aus dem Geschehen zurückziehen, allein und abgeschieden sein wollen. Die körperliche und psychische Haltung der Betroffenen wird von Niedergeschlagenheit und Passivität bestimmt. In diesem Stadium kann es zu einer echten, häufig tiefen Depression, und, wenn auch seltener, zu einer Selbstmordgefahr kommen.

Die Depression spiegelt ein Gefühl der völligen, auf Dauer angelegten Hoffnungslosigkeit wider. Dieses Gefühl steht dann ganz im Gegensatz zu den zeitlich befristeten, vergleichsweise harmlosen, wenn auch häufig und heftig erlebten Migräneanfällen. Gerät der Patient in dieser Phase in einen Zustand der wütenden Hilflosigkeit, die sich nicht nur gegen ihn selbst, sondern auch gegen seine Umwelt richten kann, benötigt der Behandler neben Kenntnissen über diese Zusammenhänge ein hohes Maß an Einfühlungsvermögen und Fingerspitzengefühl.

Um eine bessere Übersicht zu gewährleisten, wurden in den vorausgegangenen Kapiteln die wichtigsten Symptome der einfachen Migräne isoliert voneinander dargestellt. Selbstverständlich sieht die Realität anders aus: denn derart lehrbuchartig werden die beschriebenen Symptome nicht auftreten. Vielmehr läßt sich in der überwiegenden Anzahl der Fälle das gemeinsame Auftreten bestimmter Symptome beobachten. So tritt bei heftigem Gefäßkopfschmerz in der Regel eine sichtbare Erweiterung beziehungsweise Überdehnung der Schläfenarterie(n) auf. Als weitere Symptome kommen zum Beispiel Tränen und Rötung der Augen, eine Schwellung der Nasenschleimhäute und ein gerötetes Gesicht hinzu. Oder bei anderen Betroffenen bilden Magen- und Darmstörungen das gravierende gemeinsame Erscheinungsbild, das sich als geblähter Magen und Darm, als Leibschmerzen mit anschließendem Erbrechen oder Durchfall äußert. Kennzeichnend für den Verlauf einer schweren „weißen" Migräne ist ein schockähnlicher Zustand, verbunden mit Blässe, kalten Händen und Füßen, kaltem Schweiß, Kältegefühl bis Schüttelfrost, verringertem und flachem Puls und einem durch Kreislaufregulationsstörungen bedingten niedrigen Blutdruck. Das beschriebene, gemeinsame Auftreten von Symptomen zeigt die Zusammenhänge und Abhängigkeiten von Körperfunktionen beziehungsweise Körperabläufen auf. Anordnung und Abfolge dieser Symptome treten häufig in vorhersehbarer Regelmäßigkeit und Reihenfolge auf.

2.2.12. Definition und Ablauf einer einfachen Migräne

Auch wenn die meisten Patienten ihre Migräneanfälle als einheitliches, ganzheitliches Geschehen oder als Anhäufung von einzelnen Symptomen beschreiben, läßt sich nach längerer und sorgfältiger Beobachtungszeit eine gewisse Regelmäßigkeit und Reihenfolge der während eines Migräneanfalles auftretenden Symptome feststellen. Die einfache Migräne läßt sich wie folgt definieren: Sie besteht aus einem gefäßbedingten Kopfschmerz, Übelkeit bis Erbrechen, Schwindel, Sehstörungen, verstärkter Darmaktivität (Durchfall), vermehrter Drüsentätigkeit (Speichel- und Tränenfluß), Muskelschwäche und herabgesetztem Muskeltonus (Atonie), Müdigkeit bis Schläfrigkeit und

Depression. Es gilt jedoch festzustellen, daß eine Migräne weder mit diesen Symptomen beginnt noch endet. Vielmehr treten vor Beginn einer Migräne und im Anschluß daran Symptome und Zustände auf, die klinisch und physiologisch genau das Gegenteil darstellen. Außerdem treten die beschriebenen Symptome und Zustände selbstverständlich nicht bei allen Migräneanfällen auf. In dem einer Migräne vorausgehenden Stadium, der Prodromalphase, treten unterschiedliche Vorboten, vorwarnende Symptome auf. Diese frühen Symptome können lokalisiert, systematisch, körper- oder emotionalbezogen auftreten. Bei den sich körperlich manifestierenden Vorboten zeigen sich häufig Flüssigkeitsretention, Durst, ein aufgeblähter Darm, Verstopfung, eine erhöhte Muskelspannung, seltener ein erhöhter Blutdruck. Zu den Vorboten des emotionalen Bereichs, die sich als psychisch beeinflußte Veränderung der Körperfunktionen äußern, gehören Hunger, eine durch Unrast gekennzeichnete Überaktivität, Schlaflosigkeit, eine übersteigerte Wachheit und ein Zustand emotionaler Erregtheit, der sich als niedergeschlagene oder euphorische Stimmung äußern kann. So ist auch ein Zustand ungewöhnlich intensiven Wohlbefindens am Tag vor Ausbruch des Migräneanfalles bei Migränikern bekannt. Bei anderen Betroffenen stellt sich als Vorbote eine höchst gereizte, unruhige bis panikartige seelische Verfassung ein.

Die Beendigung beziehungsweise das Abklingen einer einfachen Migräne geschieht in drei unterschiedlichen Formen. Zunächst kann die Migräne, nachdem sie den ihr eigentümlichen Verlauf genommen hat, mit Schlaf enden. Dieser nach Beendigung der eigentlichen Migräne eintretende Schlaf ist lang, tief und erfrischend. Im Anschluß an diesen sogenannten postmigränösen Schlaf fühlen sich die Betroffenen ungewöhnlich erfrischt, wie neugeboren. Er ist vergleichbar mit dem Schlaf nach einem epileptischen Anfall. Die zweite Form stellt das Abklingen einer Migräne durch die Ausscheidung von Flüssigkeiten oder Sekreten dar. Dabei besteht die Möglichkeit der langsamen und seltener der abrupten Beendigung der Migräneattacke.

So kann ein Migräneanfall zum Beispiel durch Erbrechen, heftigen Tränenfluß, massive Urinausscheidung, starken Durchfall, intensiven Schweißausbrüchen am ganzen Körper oder einzelnen Körperpartien wie an Händen, Füßen und Gesicht, wäßrigem Nasensekret, Nasenbluten, spontanen arteriellen Blutungen oder durch menstruelle Blutungen beendet werden. Sämtliche Störungen und Beschwerden werden sozusagen aus dem Körper hinausgeschwemmt. Es findet im übertragenen Sinne eine seelische und körperliche Reinigung (Katharsis) statt, vergleichbar der entlastenden Ventilfunktion, die dem Weinen zukommt.

Die dritte Form der Beendigung eines Migräneanfalles wird ausgelöst durch plötzliche, verstärkte körperliche oder seelische Belastung, Handlung oder Aktivität, eine Krisis, die den Migräneanfall innerhalb weniger Minuten zum Abschluß bringt.

So kann zum Beispiel eine schwere körperliche Arbeit eine Migräneattacke verhindern oder eine bereits bestehende verkürzen. Viele Patienten erleben an Wochenenden oder freien Tagen, an denen sie länger als gewöhnlich schlafen, daß sie mit Kopfschmerzen erwachen, diesen Zustand aber durch früheres Aufstehen und/oder körperliche Betätigung verhindern können. Ein starkes emotionales Erlebnis, Wut oder plötzlicher Schreck können einen Migräneanfall auslösen, ihn aber auch häufig ebenso schlagartig beenden. Manche unternehmen den erfolgreichen Versuch, die Kopfschmerzen durch Umherrennen, Schreien oder Streit zu lindern, abzukürzen oder zum Abschluß zu bringen. Unterschiedliche, anfallsweise auftretende Aktivitäten des Magen-/Darmtraktes führen gleichfalls zum Erfolg. Das klassische Beispiel hierfür ist das Erbrechen. Einige Patienten sind in der Lage, ihren Migräneanfall mit Schluckauf oder wiederholtem Rülpsen zum Abklingen zu bringen. Eine andere Gruppe erreicht dies durch übertriebenes Essen. Damit ist die aktive Tätigkeit des Essens selbst das auslösende Moment der Linderung, so befremdend dies auch erscheinen mag.

Bei allen beschriebenen Methoden stellt die anregende Wirkung auf das Nervensystem den entscheidenden Faktor für die Umschaltung dar.

Im Gegensatz zum allgemein vorherrschenden Verständnis von Migräne darf die Bedeutung des Begriffes Migräne nicht auf das Stadium der Kopfschmerzen allein oder auf eine andere begrenzte Phase dieses Krankheitsbildes eingeschränkt werden. Das Wesen der Migräne ist erst dann zu begreifen und erfolgreich zu therapieren, wenn unter diesem Begriff das gesamte Geschehen einer Migräne verstanden wird. Dieses teilt sich in die Prodromalphase, den eigentlichen Anfall, die Phase der Beendigung des Anfalles und den Zustand, der sich als Folge eines Migräneanfalles im Anschluß an diesen einstellt (Rebound).

2.3. Migräne-Äquivalente

Der Begriff „Migräne-Äquivalent" beschreibt den Symptomenkomplex, der sämtliche kennzeichnenden Merkmale einer Migräne aufweist, ohne daß es dabei zu Kopfschmerzen kommt. Viele Menschen leiden an sich wiederholenden, abgrenzbaren und anfallsweise auftretenden Leibschmerzen, Schmerzen im Brustraum, Fieber et cetera. Dabei weisen diese Anfälle sämtliche klinischen Merkmale einer Migräne auf, mit Ausnahme von Kopfschmerzen.

Gründliche Erhebungen im Rahmen einer Anamnese führen nicht selten zu dem Ergebnis, daß Migränepatienten vor dem Auftreten einer tatsächlichen, „vollständigen" Migräne zum Teil bereits seit Jahren an migräne-äquivalenten Zuständen litten.

2.3.1. Periodisches Erbrechen und Gallenkoliken

Auf das häufige Auftreten von starker Übelkeit, häufig bei jugendlichen Migränikern, wurde bereits hingewiesen. Übelkeit mit krampfartigen Beschwerden im Bereich des rechten Oberbauchs stellt häufig das Hauptsymptom eines migränösen Geschehens dar. Oft werden diese Beschwerden als Gallenbeschwerden fehldiagnostiziert. Im Rahmen einer Untersuchung von Migränikern haben Wissenschaftler festgestellt, daß von den Untersuchten etwa ein Drittel häufige Gallenkoliken erlitten. Bei einer anderen Patientengruppe konnte aufgrund der Vorgeschichte nachgewiesen werden, daß ca. 60 Prozent der Befragten in früheren Jahren von Gallenkoliken oder schwerer Reisekrankheit betroffen waren. Man kann davon ausgehen, daß bei ungefähr 50 Prozent der Migräniker während eines früheren Zeitabschnitts derartige Beschwerden bestanden. Zusätzlich zu diesen Beschwerden, insbesondere bei schwerem Verlauf, treten weitere vegetativ bedingte Symptome wie zum Beispiel Blässe, Schüttelfrost oder eine verstärkte Schweißproduktion auf. Treten die Attacken im Kindesalter auf, werden sie häufig als Folge einer falschen Ernährung eingeordnet. Im Erwachsenenalter wird dieser Zustand meist fälschlich als Darmgrippe oder Gallenleiden eingestuft.

Periodisches Erbrechen und Gallenkoliken können als Bestandteil des Symptomenkomplexes „Migräne-Äquivalent" ein Leben lang bestehen bleiben oder sich allmählich oder plötzlich zu einer einfachen Migräne entwickeln.

2.3.2. Die abdominale Migräne

Auch wenn eine abdominale Migräne nur sehr schwer von den beschriebenen Gallenkoliken abzugrenzen ist, dieses eigentlich eher willkürlich geschieht, wird zwischen diesen beiden Formen der Migräne unterschieden. Das prägnante Symptom einer abdominalen Migräne ist ein anhaltender, sehr heftiger Schmerz im Bereich des Oberbauchs. Weitere vegetativ bedingte Symptome treten hinzu. Diese periodisch auftauchenden Attacken können zu jedem Zeitpunkt, im Oberbauch beginnend und sich dann im Bereich des Magens manifestierend, auftreten. Ebenso können sie im Darmtrakt beginnen oder enden.

Unabhängig davon, bei welchem Organ sie beginnen oder sich manifestieren, liegen den jeweiligen Beschwerden weder ein verdorbener Magen noch irgendeine Darminfektion zugrunde. Die mit stärksten Schmerzen und Übelkeit verbundenen Attacken können sich innerhalb von Stunden mit zunehmender Tendenz aufbauen, um dann nach Erreichen des Höhepunktes abzuklingen und anschließend eine ein- bis zweitägige Empfindlichkeit der betroffenen Körperpartie zu hinterlassen. Zu den mit diesen Anfällen einhergehenden vegetativen Symptomen können ein generalisiertes Kältegefühl, kalte Hände und Füße, verlangsamter Puls, verengte Pupillen, Gesichtsblässe und entzündete Augen gehören. Auch die abdominale Migräne kann sich im Laufe der Zeit in eine klassische oder eine einfache Migräne umwandeln.

2.3.3. Periodisch auftretende Durchfälle

Die Häufigkeit von Durchfällen als wichtiges Symptom einer einfachen Migräne, vor allem in den späteren Phasen der Migräneattacken auftretend, wurde bereits im Rahmen der Darstellung der einfachen Migräne beschrieben. Aber auch „harmloser" Durchfall (Diarrhoe) kann periodisch und anfallsartig, einer einfachen Migräne entsprechend, jedoch ohne das Symptom Kopfschmerz auftreten. Der Höhepunkt dieses Syndroms wird durch den das Allgemeinbefinden stark beeinträchtigenden Durchfall gekennzeichnet. Neben einem starken Flüssigkeitsverlust tritt auch hier ein schwerer Elektrolytverlust auf. Der sogenannte Wochenenddurchfall, der zunächst mit begangenen Ernährungsfehlern, dem Vorliegen einer Darminfektion oder ähnlichem begründet wird, stellt sich häufig erst später durch sein attackenartiges, periodisches Auftreten als Migräne-Äquivalent dar.

2.3.4. Menstruelles Syndrom

Ein nicht geringer Anteil der Frauen erleidet um den Zeitpunkt der Periode seelische und/oder körperliche Beschwerden. Während dieses periodisch wiederkehrenden biologischen Zustandes können sämtliche für eine Migräne typischen Symptome auftreten. Diese äußern sich gegebenenfalls als Schlaflosigkeit, Überaktivität, Verstopfung, geblähter Leib, Flüssigkeitsretention, Durst, innere Unruhe, Verstimmtheit, krampfartige Unterleibsbeschwerden, Übelkeit, Erbrechen, Mattigkeit, Depression, Gefäßkopfschmerz et cetera. Von nicht unerheblicher Bedeutung ist in diesem Zusammenhang die Tatsache, daß bei ein und derselben Person sogar ein häufiger Wechsel zwischen den unterschiedlichen Erscheinungsformen des menstruellen Syndroms möglich ist. So können sich zum Beispiel jahrelang während der Periode bestehende krampfartige Magen-Darm-Beschwerden in klassische prämenstruelle Migränekopfschmerzen umwandeln. Ebenso ist es möglich, daß diese Kopfschmerzen plötzlich verschwinden und sich das ursprüngliche Beschwerdebild der krampfartigen Leibschmerzen wieder einstellt.

Von Migräne-Äquivalenten sollte nur dann die Rede sein, wenn es sich auch tatsächlich um einen Komplex von Symptomen handelt, welcher die bereits beschriebenen charakteristischen Merkmale einer Migräne aufweist, der Kopfschmerz aber fehlt oder zumindest nicht für das Gesamtgeschehen als gravierend zu bezeichnen ist, jedoch ein anderes spezifisches Symptom neben einer Anzahl möglicher weiterer Symptome das Charakterisierende eines derartigen Anfalles ist. Andere anfallsweise auftretende und eventuell sich wiederholende Zustände oder Erkrankungen, mögen sie auch noch so heftig sein oder gegebenenfalls eine „vollständige" Migräne ablösen, werden als das, was sie tatsächlich darstellen, nämlich als „verwandte Krankheiten" bezeichnet. Akut auftretende Anfälle, die einer Migräne ähnlich sind, werden als „migränöse Reaktionen" bezeichnet. Die Problematik des Symptomenkomplexes Migräne-Äquivalent besteht darin, daß durch das fehlende Hauptsymptom Kopfschmerz viele Fehldiagnosen und somit Fehlbehandlungen einschließlich chirurgischer Maßnahmen stattfinden. Dieses insbesondere deshalb, weil in der Regel erst durch langwierige Verlaufsbeobachtungen des Krankheitsbildes ein Erkennen des anfallartigen Auftretens dieses trotz allem eher gutartigen Syndroms möglich ist. Die richtige Diagnose wird daher häufig erst im nachhinein gestellt.

2.4. Migräne-Aura und klassische Migräne

Unter dem Begriff „Aura" wurden ursprünglich sensorische Halluzinationen, also Täuschungen der Gefühle und Wahrnehmungen verstanden, die als Vorboten bestimmter epileptischer Anfälle auftreten.

Aber auch für andere gleichartige Zustände, die anfallsartig auftreten, wie die der klassischen Migräne, ist dieser Begriff inzwischen gebräuchlich.

Unter einer klassischen Migräne wird eine Kombination von Aura und Migränekopfschmerz verstanden. In seltenen Fällen kann eine Aura isoliert auftreten, ohne anschließende Kopfschmerzen oder vegetative Störungen. Die Dauer derartiger Auren beträgt wenige Minuten. Würden sich an eine Aura nicht gefäßbedingte Kopfschmerzen, Übelkeit und vegetative Störungen anschließen, wäre die Erkennung ihres migränösen Ursprungs nicht möglich.

Die Aurasymptome treten sehr zahlreich und vielfältig auf. Das bekannteste Aurasymptom ist die visuelle Halluzination in der Form des Skotoms, einem

Ausfall mehr oder weniger großer Teile des Gesichtsfeldes. Dieses kann sich als Flimmer- und/oder Farbenskotom äußern. Weiterhin können insbesondere den Tastsinn betreffende (taktile) Halluzinationen, Veränderungen des Bewußtseins, der Muskelspannung (Muskeltonus), der Stimmung, des Affekts der Sinneswahrnehmung, eine Erregungsänderung, Störungen im Bereich der Wahrnehmung, der Assoziation, des Gedächtnisses und der Sprache eintreten. Aus dem Vorgenannten wird die große Bandbreite und Vielfältigkeit der möglichen Auraformen deutlich.

Eine Migräne-Aura ist grundsätzlich ein komplexes Geschehen, ein zusammengesetztes Ganzes, das sich ebenso wie die Migräne aus etlichen unterschiedlichen Formen zusammensetzt.

2.4.1. Visuelle Halluzinationen (Augenmigräne)

Eine stattliche Anzahl von visuellen Phänomenen kann im Verlauf einer Migräne-Aura erlebt werden. Zu den einfachsten Halluzinationen, die über den gesamten Sehbereich verteilt auftreten, gehören leuchtende Sterne, Glitzern, Funkeln, Blitze oder einfache geometrische Formen, die sich über das Gesichtsfeld ausbreiten. Diese Erscheinungen, Phosphene genannt, sind gewöhnlich weiß. Sie können jedoch auch in klaren, leuchtenden Spektralfarben wahrgenommen werden, einzeln oder zu Hunderten auftreten und ähnlich wie leuchtende Punkte auf einem Radarschirm durch das Gesichtsfeld wandern. Auch kann ein einzelnes Phosphen im Gesichtsfeld hin- und herwandern, wieder verschwinden und dort, wo es sich befand, ein Blendgefühl oder einen blinden Fleck hinterlassen. Häufig zeigen sich zackige, begrenzte Figuren, die sich langsam durch das Gesichtsfeld bewegen. Sie können das Aussehen einer aus der Luft betrachteten mittelalterlich befestigten Stadt haben (Fortifikationsspektrum). Weitere häufig erlebte Formen stellen Wogen dar, Schimmern oder Bewegungen, die einer unruhigen Wasseroberfläche ähneln. Andere Betroffene sehen in der Phase der Wanderung der Phosphene, aber auch anschließend, wenn sie die Augen schließen, mosaikartige Bilder, Honigwaben oder Teppichmuster. Diese hell und farbig erscheinenden Bilder sind nicht konstant, sondern wechseln kaleidoskopartig ab.

Die am häufigsten vorkommende visuelle Halluzination stellt das Migräneskotom dar. Es ist nicht nur von längerer Dauer als die bisher beschriebenen Formen, sondern außerdem ein komplexeres Geschehen. Zusätzliche Bezeichnungen, die sich aus den einzelnen Aspekten ergeben, sind Migränespektren, Fortifikationsspektren und Flimmerskotome. Bei den Migränespektren sind es Form und Farbe, bei den Fortifikationsspektren ist es die Struktur, die zur Bildung des Begriffes führte. Der Begriff Flimmerskotom kennzeichnet das für dieses Phänomen eigentümliche Flimmern und Flackern der glänzend leuchtenden Migränespektren. Als negatives Skotom wird der Zustand einer teilweisen oder totalen Blindheit in einem Bereich des Gesichtsfeldes bezeichnet. Diese Sehstörungen folgen gewöhnlich einem Flimmerskotom. Seltener gehen sie diesem voraus.

Die meisten Migräneskotome nehmen ihren Anfang als ein spontan helleuchtender Fleck nahe des Fixationspunktes einer Gesichtsfeldhälfte. Von dort aus vergrößert er sich langsam und wandert, die Form eines großen Halbmondes oder Hufeisens annehmend, zum Rand des Gesichtsfeldes. Der Betroffene fühlt sich durch eine intensive Helligkeit geblendet. Innerhalb und am Rand dieser extrem hellen Zone können Farberscheinungen in den Spektralfarben auftreten. Werden Gegenstände durch diese Ränder hindurch betrachtet, erscheint an deren Begrenzungen ein farbiger Schimmer. Der wandernde Rand eines Skotoms sieht häufig zickzackförmig aus, ein Fortifikationsspektrum bildend. Die Auflösung geschieht durch die Bildung eines Musters, bestehend aus leuchtenden, sehr kleinen und zarten Winkeln und Linien. Der untere Bereich des Skotoms weist dabei etwas gröbere Muster auf. Innerhalb der hellen Zone zeigen sich rasche Verwirbelungen, ähnlich den von Wasserkäfern auf der Wasseroberfläche erzeugten, oder Glitzern und Funkeln. In der Erscheinungsform unterscheiden sich negative Skotome und Flimmerskotome insbesondere dadurch, daß bei negativen Skotomen ein besonderes Gefühl von Geblendetsein und bei Flimmerskotomen eine blindmachende Helligkeit erzeugt wird. Die Dauer von visuellen Halluzinationen reicht von wenigen bis zu circa 30 Minuten.

2.4.2. Aufbau und Häufigkeit der Migräne-Aura

Höchst selten tritt eine Migräne-Aura mit nur einem einzigen Symptom auf. Vielmehr wird man nach gründlicher Untersuchung und Beobachtung in der Regel zwei, fünf oder mehr unterschiedliche, gemeinsam auftretende Symptome feststellen können. Außerdem entstammen sämtliche Symptome einer Aura höchst selten einer einzigen funktionellen Ebene. So werden Halluzinationen, die im visuellen oder taktilen Bereich auftreten, vielfach von komplexeren sensorischen Veränderungen beziehungsweise Störungen, wie sie zum Beispiel die Mosaik-Illusion darstellt, begleitet. Des weiteren ist eine Veränderung der Bewußtseinslage, des Affekts oder höherer integrativer Hirnleistungen, wie Sprech- und Sprachstörungen oder Verzerrungen in der Zeitwahrnehmung möglich.

Ferner sind die Symptome einer Aura sehr unterschiedlich und wechselnd. Dieses gilt auch für nacheinander auftretende Attacken bei ein und derselben

Person. Einmal liegt der Schwerpunkt im affektiven Bereich, ein anderes Mal stellen Sprachstörungen, ein weiteres Mal Skotome das Betonende dar. Eine Migräne-Aura tritt also ebenso vielfältig, die Erscheinungsform und Häufigkeit betreffend, auf, wie es bei den Äquivalenten der einfachen Migräne der Fall ist. Sie setzt sich aus zahlreichen Faktoren zusammen, die miteinander verwoben sind. Jedoch treten nicht alle Symptome der Migräne-Aura gleichzeitig, aufeinanderfolgend oder zu jeder Zeit auf.

Die Dauer einer Migräne-Aura beträgt gewöhnlich 20 bis 30 Minuten. Dieses ist im Gegensatz zur Periodik einer einfachen Migräne, die normalerweise Stunden, seltener Tage andauern kann, ein kurzer Zeitabschnitt.

Über die Häufigkeit von Migräne-Auren lassen sich nur sehr schwer konkrete Angaben machen, da sie oft von dem Betroffenen nicht erkannt werden und daher entweder keinen Anlaß zum Arztbesuch geben oder im Rahmen des Gesamtgeschehens von den anderen Ereignissen aufgrund deren Häufigkeit im gewissen Sinne überlagert werden, oder aus Mangel an Kenntnissen nicht diagnostiziert werden. Hinzu kommen die selten auftretenden isolierten Auren, die ebenso von den Betroffenen nicht erkannt und deshalb nicht als Anlaß für einen Arztbesuch genommen werden.

2.5. Die klassische Migräne

Als klassische Migräne wird die Migräneform bezeichnet, die eine Kombination von Migräne-Aura und sich anschließendem Kopfschmerz aufweist. Tritt sie in Verbindung mit visuellen Auren auf, wird sie als ophtalmische (Augen-) Migräne bezeichnet. Die in Zusammenhang mit sensiblen oder den seltener auftretenden motorischen (die Bewegung betreffenden) Auren werden als „Migraine accopagnée“ bezeichnet.

Die bei einer klassischen Migräne möglichen Symptome entsprechen denen einer einfachen Migräne. Diese, zumindest die wichtigsten, am häufigsten vorkommenden, wurden bereits in dem entsprechenden Kapitel beschrieben, so daß sich dadurch eine eigene Beschreibung erübrigt. Betrachtet man das gesamte Geschehen dieser beiden Migräneformen, lassen sich jedoch einige Unterschiede feststellen.

Bei der klassischen Migräne kommt es gewöhnlich zu einem heftigeren und kompakteren Verlauf als bei der einfachen Migräne. Die Anfallsdauer beträgt häufig nur zwei bis drei Stunden, seltener mehr als zwölf Stunden. Eine klassische Migräne endet in der Regel deutlich wahrnehmbar, indem sich das Normalbefinden dabei nahezu schlagartig wieder einstellt. Der Zustand eines postmigränösen Rebound, nämlich das Auftreten von „Nachwehen“, ist ebenso möglich, aber seltener. Verzögerte, länger andauernde (protrahierte)

Verläufe des Migräneanfalls, welche für den Betroffenen mit einem mehrere Tage lang andauernden, erheblich gestörten Allgemeinbefinden verbunden sein können, kommen bei einer klassischen Migräne wesentlich seltener als bei einer einfachen Migräne vor. Die Mehrzahl der von klassischer Migräne betroffenen Patienten leidet nicht zusätzlich zu dieser Migräneform an einer einfachen Migräne. Jedoch gibt es wie immer auch hier Ausnahmen. Denn ein gleichzeitiges Vorhandensein beider Migränearten oder die Tatsache, daß sich zwei Formen abwechseln, also nacheinander auftreten, ist, wenn auch nicht so häufig, ebenso möglich. Die Möglichkeit, daß ein an klassischer Migräne leidender Patient seine Kopfschmerzen verliert, die anderen Symptome aber bestehen bleiben, ist eine weitere Variante. Die Umkehrung, nämlich daß ein Betroffener seine Auren verliert, sich damit das Erscheinungsbild einer einfachen Migräne einstellt, ist eine andere Variante.

Aus den bisherigen Ausführungen wird zum einen die Unterschiedlichkeit, Vielfältigkeit und die mögliche Kombinationsbreite beider Migräneformen deutlich, zum andern, wie schwierig es trotz aller Abgrenzungen ist, sich bei der Diagnose in allen Fällen auf eine einfache oder klassische Migräne festzulegen. In Anbetracht der üblichen Therapiemethoden scheint mir eine derartige Differenzierung auch nicht unbedingt notwendig zu sein.

Zusammenfassend läßt sich feststellen, daß sich eine klassische Migräne von der Struktur her aus einzelnen Faktoren zusammensetzt, wobei die einzelnen Teile wiederum aus zusammengesetzten Strukturen gebildet werden.

2.6. Zur Verbreitung und Vererbung der Migräne

Zu den häufigsten Beschwerden, die einen Patienten zum Arztbesuch veranlassen, gehören Kopfschmerzen. Das Krankheitsbild Migräne hat daran den größten Anteil.

Die statistischen Angaben über die Verbreitung der Migräne sind sehr ungenau. Sie bewegen sich zwischen 5 und 22 Prozent der Gesamtbevölkerung. Die unterschiedlichen Ergebnisse haben ihren Ursprung in der Verwendung von abweichenden Definitionen des Begriffes Migräne und den daraus resultierenden Kategorien. Nach SACKS können wir von einer nicht unbedeutenden Minderheit von 10 Prozent der Bevölkerung ausgehen, die relativ häufig an deutlich erkennbaren Migränekopfschmerzen leidet.

Durch eine Vielzahl von klinischen und statistischen Untersuchungen konnte inzwischen die immer wieder erhobene Behauptung, daß die Migräne zu einem deutlich gehäuften familiären Auftreten neigt, bestätigt werden. Entsprechende Untersuchungen kamen zu dem Ergebnis, daß zwischen 60 und

65 Prozent der Befragten ein Elternteil an Migräne leidend angaben. Allein aus dieser Tatsache die Schlußfolgerung zu ziehen, daß die Migräne eine vererbbare Krankheit darstellt, so wie es viele Autoren und Wissenschaftler tun, ist nicht nur unzulässig, sondern nahezu absurd. Meines Wissens wurde bis zum heutigen Tage weder ein derartiges Gen entdeckt, noch halte ich diese Entdeckung überhaupt für möglich. Ein gehäuft familiäres Auftreten läßt keineswegs den Schluß zu, daß die Ursache im genetischen Material begründet liegt. Vielmehr ist eine Familie insbesondere das Ergebnis stark prägender Umweltfaktoren mit den sich daraus ergebenden Verhaltens- und Reaktionsweisen. Der spezifische Umgang mit Migräne und die Reaktions- und Verhaltensweisen auf bekannte, Migräne auslösende Situationen werden innerhalb einer Familie sehr schnell von den einzelnen Mitgliedern akzeptiert, erlernt und nachgeahmt. Erst wenn eine Untersuchung über die Migränehäufigkeit bei eineiigen Zwillingen, die getrennt bei Erziehern ohne Migräneproblematik aufgewachsen sind, eine auffällig hohe Häufigkeit des Auftretens der Migräne bei diesem Personenkreis bestätigen würde, müßten weitere differenzierende Untersuchungen angestellt werden, um überhaupt von einer berechtigten Annahme der Wahrscheinlichkeit einer Vererbung der Migräne ausgehen zu können.

Die ebenso häufig anzutreffende Auffassung, daß die Migräne zwar kein Erbleiden darstellt, sondern nur die Veranlagung dazu vererbt wird, um bei weiter hinzutretenden ungünstigen Umständen als Krankheit tatsächlich aufzutreten, halte ich für genauso unzulässig. Diese lediglich etwas modifizierte Form der „Vererbungslehre" läßt die bereits erwähnten Reaktions- und Verhaltensweisen nicht nur genauso unbeachtet, sondern verschleiert sie sogar in gewisser Weise noch zusätzlich.

Als völlig verantwortungslos muß die Tatsache bewertet werden, daß sich Autoren zu folgender Äußerung hinreißen lassen: Personen, die unter Migräne leiden, sollten sich sehr genau überlegen, ob sie einen Menschen heiraten, der ebenfalls an Migräne leidet oder dessen Familie einen Migräniker aufweist.

Zu erstaunlichen Ergebnissen kommen manche Autoren bei der Erörterung von Migränekonstitutionen. So führen einige Autoren als Konstitutionsmerkmale bestimmte Kopf- und Körperformen, eine außergewöhnliche Intelligenz, verbunden mit einem unterentwickelten emotionalen Bereich oder eine rote Haarfarbe verbunden mit üppigem Haarwuchs an. Andere Autoren geraten bei der Schilderung von Konstitutionsmerkmalen geradezu ins Schwärmen. So sprechen sie an Migräne Leidenden zum Beispiel Eigenschaften wie Eleganz und Anmut, eine frühentwickelte Intelligenz, Sensibilität und ein kritisches und kontrolliertes Temperament zu. Der Feststellung des Autors SACKS in seinem Buch „Migräne“, daß diese Beschreibungen überwiegend darin begründet liegen, daß sehr viele Autoren selbst an einer Migräne erkrankt sind, ist eigentlich nichts mehr hinzuzufügen.

Ob Migräniker eine bestimmte Persönlichkeitsstruktur aufweisen oder festgelegte Charakter- und Verhaltensmerkmale bei diesen häufiger als bei Nichtmigränikern vorkommen, eventuell die Migräne sogar erst auslösen, scheint mir wissenschaftlich noch nicht vollständig geklärt zu sein. Zu diesen, die Persönlichkeit eines Migränikers kennzeichnenden Merkmale werden in erster Linie die folgenden (Charakter-)Eigenschaften gezählt: zwanghaft, starr, besessen, perfektionistisch, idealistisch und unduldsam.

Bei der Entscheidung, welcher Auffassung man sich anschließt, spielt die eigene fachliche Ausrichtung und die damit verbundene berufliche Realität sicherlich eine entscheidende Rolle. Aber auch Forschungsvorhaben und andere Untersuchungen werden durch diese Kriterien beeinflußt, indem zum Beispiel unterschiedliche Bedingungen ausgeklammert, nicht in ausreichendem Maße berücksichtigt oder aber aufgrund einer gewissen Berufsblindheit völlig unberücksichtigt gelassen werden.

Eine spezifische Orientierung an veränderte Körperfunktionen und Körperreaktionen, die durch entsprechende objektive Messungen, wie zum Beispiel einer Gehirnschrift (EEG), einer Herzschrift (EKG) oder einer Messung der Pulsfrequenz belegt werden, kann zwar therapeutisches Handeln beeinflussen, sagt jedoch über die Migräneanfälligkeit und über ihre Ursachen noch gar nichts aus. Wenn wir noch einmal das Beispiel mit der Warnleuchte und den abgefahrenen Bremsbelägen in diesem Zusammenhang bemühen wollten, würde das soeben geschilderte im übertragenen Sinn bedeuten, daß ein Unfallschaden mit dem Ausbau der Warnleuchte begründet wurde und nicht mit den abgefahrenen Bremsbelägen.

Für andere Untersuchungen, welche zum Beispiel eine beeinträchtigte Durchblutung aufgrund einer gestörten Gefäßregulation, eine besondere Empfindlichkeit gegenüber Wärme, stoffwechselbedingte oder biochemische Funktionsstörungen belegen, gilt das Vorgenannte ebenso, denn diese Untersuchungsergebnisse spiegeln nur körperliche Reaktionen, nämlich Symptome, wieder.

Werden meßbare Körperfunktionen festgestellt, so beschreiben sie Veränderungen beziehungsweise Reaktionen auf dieser einen Erscheinungsebene und lassen Vermutungen von gleichartigen körperlichen Veränderungen bei ähnlichen oder gleichen Auslösern zu. Sie sagen aber darüber, was gleichzeitig auf den anderen Ebenen Geist und Seele (Psyche) geschieht, gar nichts aus.

Auch nichts darüber, ob eine der genannten Ebenen mitbetroffen ist oder den registrierten körperlichen Vorgang erst ermöglicht oder gar ausgelöst hat. Welche tiefgreifenden Folgen auch auf körperlicher Ebene die Wertmaßstäbe, Erwartungen, Vorstellungen und der Glaube der Betroffenen auslösen, wird in einem der folgenden Kapitel noch näher dargestellt.

Will man einen Menschen, der an Migräne leidet, tatsächlich verstehen und ihm helfen, so muß man berücksichtigen, daß das, was ihn in seinem Leben geprägt hat, nämlich seine Lebensgeschichte, von besonderer Bedeutung für das Auftreten und für die Ausgestaltung der Symptome ist.

2.7. Auslöser von Migräneanfällen

Migräneanfälle werden von den selben Anlässen, Ereignissen und Umständen ausgelöst, wie der Kopfschmerz. Die Arten der Migräne, die durch Umstände oder Situationen ausgelöst werden, welche den Organismus erregen, aktivieren, „verärgern" oder durcheinanderbringen, tragen die Bezeichnung „Arousal-Migräne(n)". Zu diesen Auslösern gehören zum Beispiel Lärm, Licht, Gerüche, Anstrengung, Aufregung, Wetterwechsel, körperlicher Schmerz, heftige Emotionen, aber auch (Aus-)Wirkungen von Medikamenten.

Bei vielen Patienten läßt sich eine ausgeprägte Empfindlichkeit gegenüber grellem Licht oder lauter, plärrender Musik feststellen. Ebenso können gleißendes Sonnenlicht, das von einer Wasseroberfläche reflektiert wird, blendendes Kunst- oder Sonnenlicht, schnelle Bewegungsabläufe oder Flimmern auf einem Fernsehschirm oder einer Kinoleinwand, aufblitzende oder flackernde Lichtquellen einen Migräneanfall bei Patienten auslösen, die empfindlich auf diese Reize reagieren.

Selbst bestimmte Gerüche können bei erhöhter Empfindlichkeit Migräneanfälle provozieren. Der Geruch von Teer wird von den hiervon Betroffenen häufig als Auslöser verantwortlich gemacht. Der Autor SACKS beschreibt in seinem bereits erwähnten Buch in diesem Zusammenhang den Fall eines Krankenhausarztes, der nicht in der Lage war, eine Leichenschau abzuhalten, ohne sich anschließend zu erbrechen, um den drohenden Migräneanfall zu verhindern. Derselbe Mechanismus setzte bei diesem geplagten Manne dann ein, wenn vergessen worden war, vor der Visite die entsprechende Krankenhausstation durchzulüften.

Ähnlich wie bei Rheumatikern gibt es unter den Migränikern wahre Wetterpropheten. Wetterumschwünge kündigen sich bei diesen Patienten bereits im voraus an, indem sie eine Migräneattacke auslösen. Diese sensible Wahrnehmung mit der anschließenden empfindlichen Reaktion bezieht sich besonders häufig auf nahende Gewitter, Winde und Stürme, allgemeine Wetterumschwünge oder Föhnwetterlagen.

Heftige Emotionen oder körperliche Anstrengungen werden vor allem von jungen Patienten oft als Auslöser ihrer Migräneanfälle verantwortlich gemacht. Selten tritt der Beginn des Anfalls während des Ereignisses ein, wesentlich häufiger direkt im Anschluß an das Geschehen.

Insbesondere emotionale Erschütterungen lassen häufig einen klassischen Migräneanfall folgen. Aber auch Gefühle des Glücks oder Triumphes, also Hochstimmungen, können die gleichen Auswirkungen haben. Das Ergebnis neuerer Untersuchungen, welches besagt, daß an Migräne Erkrankte mehrheitlich an dem Unvermögen leiden, ihre Gefühle richtig wahrnehmen und äußern zu können, findet hier seine Bestätigung.

Ein bemerkenswertes Phänomen bildet die sogenannte Bewegungsmigräne. Diese Form der Migräne stellt den Zustand einer Reisekrankheit, bestehend aus Übelkeit, Erbrechen, Schwindelgefühl, kaltem Schweiß et cetera als Folge der passiven Bewegung mit zusätzlich vorhandenem gefäßbedingtem Kopfschmerz dar. Lenken die von dieser Migräneform betroffenen Patienten dagegen ein Auto, Schiff oder Flugzeug selbst, geschieht dieses völlig problemlos und ohne die Folgen ihrer sonst äußerst ausgeprägten Anfälligkeit. Aus dieser Tatsache muß geschlossen werden, daß die Passivität an sich, also das „Gefahren-“ beziehungsweise „Geflogenwerden“ und die passive Bewegung selbst die wesentlichen Auslöser der Bewegungsmigräne sind.

Als weiterer Auslöser, vor allem für die nächtlichen Migräneanfälle hat sich der Schlaf erwiesen. So erleben Patienten nicht selten, daß sie nachts durch einen Migräneanfall aus dem Schlaf geweckt werden. Es lassen sich vier Varianten der nächtlichen Migräneanfälle unterscheiden. Die erste Anfallsart reißt den Patienten mitten in der Nacht aus seinem wohlverdienten Tiefschlaf. Andere Anfälle stellen sich in den frühen Morgenstunden in der leichteren Schlafphase ein. Eine weitere Art von Migräneattacken vermischt sich mit Träumen. Diese Traumphase bildet das Prodromalstadium der Anfälle, so daß anschließend die Betroffenen mit den bekannten Kopfschmerzen und einer Erinnerung an die Mischung von Traumbildern und Skotomen erwachen. Die vierte Variante bilden Anfälle, die in Verbindung mit Alpträumen, Schlafwandeln oder nächtlichen Angstzuständen auftreten.

Gerade die Sonderform der Migräne, der Cluster-Kopfschmerz, überrascht die Patienten häufig im Tiefschlaf. Obwohl diese Anfälle sehr heftig und akut auftreten, können sich die Betroffenen in der Regel an vorausgegangene Träume nicht erinnern. Auch einfache Migränen treten häufig nachts auf, klassische Migränen dagegen seltener.

In einer anderen Gruppe von Auslösern werden von den Betroffenen bestimmte Nahrungsmittel, Verdauungsstörungen, Obstipationen, hormonell-, allergie- und menstruationsbedingte Zustände angegeben. Auf diese Auslöser wird in den folgenden Kapiteln noch näher eingegangen.

Viele Migräniker, die während ihrer Migräneattacken an Gallenbeschwerden, Magenverstimmungen oder Verdauungsstörungen leiden, führen ihre Anfälle darauf zurück, daß sie vorher etwas Unverträgliches gegessen oder getrunken haben. Hierzu muß jedoch gesagt werden, daß sich aus dem gemeinsamen Auftreten von Migräne und den genannten Beschwerden ein ursächlicher Zusammenhang nicht unbedingt herstellen läßt. Selbst wenn dieses Phänomen in der Vergangenheit endlos diskutiert wurde, erscheint mir die Auffassung, daß die von den Patienten für die Auslösung der Migräne verantwortlich gemachten Magen- und Gallenbeschwerden und Verdauungsstörungen vielmehr einen integralen Teil des Gesamtphänomens Migräne bilden, zutreffender zu sein.

2.7.1. Menstruation und Hormone als Migräneauslöser

Unter den gebärfähigen Frauen leiden zwischen 10 und 20 Prozent zumindest gelegentlich unter einer menstruellen Migräne. Der Anteil der Frauen, der vor oder während der Menstruation zusätzlich zur „normalen" Migräne an einer durch die Menses bedingten Migräne leidet, wird auf 20 Prozent geschätzt.

Die Erfahrung, daß zwischen 80 und 90 Prozent der Frauen, die bei ihrer ersten Schwangerschaft erfreulicherweise das Ausbleiben ihrer bis dahin bestehenden Migräne erleben, gilt vorwiegend für die einfache Migräne. Bei weiteren Schwangerschaften verringert sich dieser Prozentsatz jedoch etwas. Bei klassischen Migränen läßt sich das Ausbleiben von Migräneattacken dagegen weitaus weniger häufig beobachten.

So ist es nicht verwunderlich, daß die Schulmedizin die Lösung des Problems darin sieht, von menstruell bedingter Migräne betroffenen Frauen die Antibabypille oder gereinigte Hormone zu verabreichen. Auch wenn dieses Handeln zunächst den Eindruck einer genialen Lösung erweckt, hat es gelinde gesagt seine Tücken. Denn ein derartiger Kunstgriff, vor allem wenn diese Medikamente über einen längeren Zeitraum eingenommen oder gespritzt werden, stellt einen tiefen, verändernden Eingriff nicht nur in die körperlichen Abläufe dar. Neben lokalen Veränderungen im Uterus (Gebärmutter) und an anderen Organen sowie hormonellen und allgemeinen körperlichen Veränderungen treten in Verbindung mit diesen psychologische Auffälligkeiten als Folge auf. Der noch weitestgehend vertretene Grundsatz medizinischer Praxis, daß wirksame Medikamente zwangsläufig Nebenwirkungen haben, wird durch dieses Handeln auch nicht richtiger.

Selbst wenn häufig in der Fachliteratur von eindrucksvollen Therapieerfolgen bei der Behandlung von Migräne mit Antibabypillen oder gereinigten Hormonen berichtet wird, ändern diese Berichte nichts daran, daß gesicherte Forschungsergebnisse hierüber nicht vorliegen. Bei all den Untersuchungen, die den Berichten zugrunde liegen, handelt es sich um offene, also unkontrollierte Studien, die eine Vielzahl von Interpretationen zulassen. Berücksichtigt man bei der Beurteilung der Migräne-Behandlung mit Hormonpräparaten zusätzlich die bekannte Tatsache, daß gerade dieses Leiden sehr häufig mit Scheinpräparaten (Placebos), also mit Medikamenten ohne Wirkstoffe, positiv zu beeinflussen ist, so wird deutlich, wie unnötig, ja sogar gefährlich eine Therapie mit Hormonpräparaten ist. Es gibt bis zum heutigen Tage keinen Beweis dafür, daß irgendeines der üblichen Hormonpräparate einen spezifischen therapeutischen Effekt bei der Migräne hat.

Ein veränderter Hormonspiegel während der Schwangerschaft oder um den Zeitpunkt der Periode herum, hier verbunden mit Migräneattacken, stellen zwar meßbare Veränderungen, jedoch nicht schon aus diesem Grunde die Ursachen für das Ausbleiben oder Entstehen von Migräne dar. Dieses gilt auch für den Fall, daß beide Phänomene gleichzeitig bestehen sollten.

Der psychische Zustand und die Einstellung zur Schwangerschaft oder Menstruation sind sicherlich zumindest ebenso wichtige Faktoren wie die Veränderungen im Hormonhaushalt. Weiterhin ist es denkbar und auch wahrscheinlicher, daß Einstellung und psychischer Zustand erst die hormonelle Veränderung bewirken. Eine andere Möglichkeit kann die Tatsache sein, daß die Betroffene nach Einnahme der Antibabypille endlich keine Angst mehr vor einer unerwünschten Schwangerschaft hat, sich emotional entspannt und loslassen kann. Entscheidend für das Ausbleiben der Migräne ist somit diese veränderte positive emotionale Grundsituation. Es kommt auch vor, daß Migräneanfälle unbewußt als Verhütungsmittel eingesetzt werden. Die Gründe hierfür können Angst vor einer Schwangerschaft, Angst oder Ekel vor der Sexualität oder Partnerprobleme sein. Natürlich spiegeln sich auch diese Zustände im Hormonhaushalt wider.

2.7.2. Allergie und Migräne

Bei der sogenannten allergisch bedingten Migräne haben wir es nahezu mit demselben Phänomen wie bei der vermeintlich hormonell- oder menstruationsbedingten Migräne zu tun. Auch hier fehlen entsprechende handfeste, wissenschaftlich abgesicherte Untersuchungsergebnisse. Mögen auch Allergietests und sich anschließende Desensibilisierungen in Form von abgestuft vorgenommenen Injektionen des vermeintlichen Allergens (Allergieauslöser) und/oder Vermeidung dieses Allergens Linderung oder das Ausbleiben einer Migräne zum Ergebnis haben. Allein aus dieser Tatsache, auch wenn sie für den Betroffenen selbstverständlich sehr erfreulich ist, läßt sich nicht so ohne weiteres der Beweis erbringen, daß die Migräne allergischen Ursprungs ist beziehungsweise war; denn zum einen kann eine Allergie parallel zur Migräne bestehen, zum anderen denke man wiederum an die Gott sei Dank sehr placeboempfindliche Migräne.

Legt man strikte und kontrollierte Untersuchungsmethoden zugrunde, wie es nur sehr wenige Wissenschaftler bisher getan haben, kommt man zu dem Ergebnis, daß der Anteil der Migräneattacken, der allergischen Ursprungs ist, unter einem Prozent liegt (SACKS). Dieser extrem niedrige Anteil allergisch bedingter Migräneformen bestätigt die Auffassung, daß migränöse und allergische Reaktionen aus biologischer Sicht gleichbedeutend sind, obwohl sie sich ihrem Wesen und auch ihrer Erscheinung nach grundlegend unterscheiden.

Denkt man über das Sprichwort „Der Mensch ist ein Gewohnheitstier“ nach, so wird man nicht nur dessen grundsätzliche Gültigkeit bestätigen, sondern zusätzlich feststellen, daß der Volksmund auch in Zusammenhang mit der Migräne sehr treffend Situationen und Sachverhalte wiedergibt. Denn im Sinne des „Faktors der Gleichartigkeit“ werden viele Betroffene auf gleiche oder ähnliche Situationen, in denen bei ihnen zum ersten Mal ein Migräneanfall auftrat, mit einem weiteren Anfall reagieren. Hierzu zählen auch körperliche Zustände, wie Schmerzen, Verstopfung und andere körperliche Störungen oder Mißempfindungen. Dies macht deutlich, daß auch oder gerade die Migräne sehr leicht einer Konditionierung unterliegt.

So kommt es vor, daß ein Patient, der auf eine bestimmte Blumensorte allergisch reagiert, schon beim Anblick einer Papierblume dieser Sorte mit den bekannten allergischen Erscheinungen reagiert. Dieser Sachverhalt wird auch als „Selbsterfüllungsprophezeiung“ bezeichnet, da eben genau das, was man prophezeit oder erwartet hat, auch eintritt. Dieses Phänomen läßt sich nicht nur spezifisch bei der Migräne oder in Zusammenhang mit Krankheiten allgemein feststellen, sondern ist in allen Bereichen des menschlichen

Lebens zu beobachten. Den meisten Menschen ist dieses Phänomen, mögen sich auch manche erst intensiver mit ihrem Erinnerungsvermögen beschäftigen müssen, aus Alltagssituationen bekannt.

2.7.3. Streß und Migräne

In der Schulmedizin wird zwischen Krankheiten, die inneren (endogenen) und äußeren (exogenen) Ursprungs sind, unterschieden. Als endogene Ursachen werden überwiegend angeborene oder nicht näher beziehungsweise ausreichend erklärte krankhafte oder fehlgesteuerte Körperabläufe, Mechanismen angesehen.

Bei der Beurteilung und Behandlung der Migräne wird überwiegend davon ausgegangen, daß dieses Krankheitsbild bis auf wenige Ausnahmen auf einem angeborenen Rhythmus beruht, der von äußeren Lebensumständen unabhängig ist, vor allem, wenn dieses Leiden periodisch auftritt. Erst dann, wenn Aspekte der Persönlichkeit und der Lebensumstände, emotionale Streßsituationen, Reaktionen und Konflikte nahezu unübersehbar deutlich auf den Ursprung des Krankheitsgeschehens hinweisen, wird an exogene Ursachen gedacht.

Häufig erleben Migräniker, daß es dann, wenn ärztlicherseits für die Existenz dieses Leidens keine Ursache, gemeint ist eine körperliche, gefunden werden kann, die Bereitschaft besteht, nach exogenen, eigentlich psychogenen Ursachen zu suchen. Aber auch ebenso häufig wird dem Patienten eine mangelnde Kooperationsbereitschaft vorgeworfen oder eine Therapieresistenz festgestellt, die im Patienten begründet liegt. Man könnte überspitzt formulieren, daß erst dann, wenn auch die stärksten Medikamente keine Linderung oder Besserung zeitigen, an einen psychischen Ursprung gedacht wird. Nicht selten werden sogar diese Patienten als Simulanten bezeichnet.

So ist es auch nicht verwunderlich, daß eine Diagnose, die eine körperliche Ursache zum Inhalt hat, wesentlich positiver von den Patienten aufgenommen wird als die Diagnose, daß die Krankheit streßbedingt oder emotionalen und damit psychischen Ursprungs ist. Nicht zuletzt deshalb, weil man davon ausgeht, daß nur noch das entsprechende, hochwirksame Medikament gefunden und verabreicht werden müsse, um endlich die gehaßte Krankheit loszuwerden. Ein weiterer Grund besteht darin, daß der Begriff „Psyche" noch immer einen negativen Beigeschmack hat und oft in moralische Kategorien eingeordnet wird. Eine psychische Ursache oder Beteiligung sowie das Hinterfragen der eigenen Persönlichkeit kann sowohl das Selbstwertgefühl beeinträchtigen, Angst und Unsicherheit hervorrufen als auch die unbequeme Arbeit an sich selbst erforderlich machen. Wer gibt schon gerne zu, was ja eigentlich eine Selbstverständlichkeit darstellt, daß er nicht vollkommen ist. Müssen wir doch alle bis zu unserem Lebensende lernen.

Aus dem Vorangehenden wird deutlich, daß sich die Schulmedizin sehr schwer damit tut, die Migräne als ein psychosomatisches Leiden zu bezeichnen und demgemäß zu therapieren. Bei den Patienten verhält es sich sicherlich ebenso.

Demgemäß werden auch nur dann Migränen als psychosomatische Krankheiten anerkannt, wenn sich offensichtlich keine spezifisch (körperlichen) auslösenden Faktoren feststellen lassen, sondern das Migräneleiden als Reaktion auf chronische Schwierigkeiten, unerträgliche oder sogar bedrohliche Lebensumstände eingeordnet wird. Die Migräneform, die als im Verhalten bedingt gesehen wird, hierunter fällt als Auslöser auch chronischer Streß, trägt die Bezeichnung „habituelle Migräne“.

3.

Herkömmliche Therapieverfahren

3.1. Behandlung von Migräne und Kopfschmerz

Auch wenn die Schulmedizin inzwischen den Einfluß seelischer Belastungen bei der Entstehung von Kopfschmerzen und Migräne zugesteht, wie zum Beispiel in der Bezeichnung „habituelle Migräne“, besteht die Therapie auch heute noch mit wenigen Ausnahmen in erschreckend hohem Maße in der Verabreichung von stark wirkenden Medikamenten mit empfindlichen Nebenwirkungen.

Mögen sich die Präparate im Moment der Schmerzen auch als segensreich erweisen, so sind sie auf Dauer gesehen nicht nur unnütz, sondern sogar sehr gefährlich. Um einen sinn- und verantwortungsvollen Einsatz handelt es sich nur dann, wenn die Medikamente als unterstützende und provisorische Maßnahme für den Zeitraum verabreicht werden, der für ein tieferes Verständnis der Lebensumstände der Betroffenen und seiner Migräne beziehungsweise Kopfschmerzen benötigt wird. Ein Wundermittel hat es, entgegen der massiven und sicherlich auch lohnenden Werbung der Arzneimittelindustrie, bis zum heutigen Tag weder gegeben, noch wird es ein derartiges Mittel jemals geben können.

Bei der medikamentösen Behandlung werden drei verschiedene Gruppen von Arzneien verwendet. Einmal solche, die auf den Mechanismus eines Migräneanfalles einwirken, und zwar spezifisch auf die die Kopfschmerzen verursachenden überdehnten Schläfenarterien. Zum zweiten sind es Medikamente, die symptomatisch eine Linderung der Schmerzen, Übelkeit und weiterer Begleitsymptome bewirken. Als dritte Arzneigruppe werden Präparate verordnet, die eine ebenfalls künstlich hergestellte entspannende und schlaffördernde, eigentlich betäubende Wirkung haben.

3.2. Behandlung mit Ergotamintartrat

Dieses Medikament wird vor allem bei der (symptomatischen) Behandlung von schweren Migräneanfällen erfolgreich eingesetzt. Zur Verabreichung steht es in Form von Tabletten (Cafergot), Zäpfchen (Celetil), als Inhalationspräparat (Ergotamin-Medihaler) oder als Injektionsampullen (Gynergen) zur Verfügung. Als Maßstab für die Art der Verabreichung gelten die benötigte und beabsichtigte Dauer des Eintritts der Wirkung, die persönliche Verträglichkeit und Bevorzugung. Nahezu 80 Prozent der Migräneattacken können mit Ergotamintartrat beherrscht werden. Dieses gilt insbesondere für Ergotamin-Injektionen. Entscheidend dabei ist, daß die Verabreichung des Präparats so früh wie möglich nach dem Einsetzen der Migränesymptome erfolgt. Mit Ergotamin-Injektionen lassen sich Migräneanfälle selbst dann noch unterbrechen, wenn andere Formen der Darreichung keine Wirkung mehr zeigen.

Wegen ihrer heftigen, drastischen Wirkung muß die Behandlung mit diesen Injektionen als eine Alles-oder-Nichts-Therapie bezeichnet werden, denn sofern sie wirksam ist, führt sie innerhalb von einer Stunde zur Symptomfreiheit.

Natürlich hat die geschilderte drastische Wirkung auch ihre Schattenseiten. Niemals sollte Ergotamin während einer Schwangerschaft verordnet werden. Zum Glück stellt diese Kontraindikation, also das Verbot der Verabreichung während der Gravidität insofern kein Problem dar, als während dieser Zeit bekanntlich bei einem Großteil der Betroffenen ein vollständiges oder teilweises Ausbleiben der Migräneanfälle vorliegt. Als weitere Kontraindikationen gelten Erkrankungen an Morbus Raynaud, an der Winiwarter-Bürgerschen Krankheit oder an anderen (perphären) Gefäßleiden. Bei Erkrankungen der Herzkranzgefäße (Coronarerkrankungen), diese Gefäße versorgen den Herzmuskel mit Blut, ernähren ihn gewissermaßen, ist je nach Schwere des Falles Ergotamin absolut oder relativ kontraindiziert. Es darf also entweder gar nicht oder nur sehr vorsichtig dosiert verabreicht werden.

Als Nebenwirkungen werden von den Patienten in erster Linie Übelkeit und Erbrechen angeführt. Jedoch wird dieser Zustand von den Betroffenen in den meisten Fällen, auch wenn es eine unangenehme Wahl ist, dem der intensiven Kopfschmerzen vorgezogen. Ein anderer Teil der Patienten reagiert auf die Einnahme oder Injektion von Ergotamin mit einem Zerschlagenheitsgefühl und allgemeinem Unwohlsein. Der Anteil der Patienten, der keine (spürbaren) Nebenwirkungen empfindet, wird in der Fachliteratur mit 90 Prozent angegeben.

Die Wirksamkeit von Ergotamin kann durch die Kombination mit anderen Wirkstoffen noch verstärkt werden. Dieses gilt speziell für Koffein und Belladonna-Alkaloide. Entsprechende Medikamente werden in großer Zahl von den Apotheken zum Verkauf bereitgehalten.

3.3. Koffein und Belladonna

Als einigermaßen problemlos kann die Einnahme von Koffein bei Migräneanfällen oder Kopfschmerzen eingestuft werden. Der Wirkstoff Koffein hat allgemein anregende Eigenschaften. Im Kopfbereich wirkt er sich auf die Gefäße verengend aus. Hinzu kommen die diuretischen (entwässernden) Eigenschaften des Koffeins. So sieht es auch ein Volksheilmittel vor, möglichst zu Beginn eines Migräne- oder Kopfschmerzanfalls eine bis mehrere Tassen starken Tees oder Kaffees, nach Möglichkeit schwarz mit dem Saft einer halben Zitrone getrunken, als Mittel der Wahl zu sich zu nehmen.

Bei Patienten mit relativ milden oder verlängert ablaufenden (protrahierten) Anfällen haben sich in der Praxis Gaben von Belladonna-Tinkturen oder chemisch entsprechend aufgebauten Präparaten häufig bewährt.

3.4. Andere, überwiegend symptomatisch wirkende Medikamente

Zu dem am häufigsten angewandten gehören solche Präparate, die als Wirkstoff überwiegend oder ausschließlich Salizylsäure enthalten. Die Salizylsäure kommt in natürlicher Form als Bestandteil der Weidenrinde vor. Für die Medikamentenherstellung wird jedoch seit über 80 Jahren vor allem der chemische Abkömmling Azetylsalizylsäure verwandt. Die Substanzen Azetylsalizylsäure, auch Aspirin genannt, und die Salizylsäure sind in zahlreichen freiverkäuflichen Medikamenten enthalten. Es handelt sich hierbei vorwiegend um Arzneien gegen Kopfschmerzen, Erkältungen, Rheuma und Menstruationsbeschwerden.

Eine langfristige und eventuell hochdosiert vorgenommene Anwendung in der Form der Selbstmedikation dieser Wirkstoffe ist nicht nur schon wegen ihres nahezu ausschließlich symptomatischen Nutzens letztlich sinnlos, sondern sie kann auch bei manchen Patienten zu Blutungen der Magenschleimhäute oder bestehender Magengeschwüre führen. Ebenfalls sind allergische Reaktionen der Haut oder eine Provozierung von Asthmaanfällen möglich. Weiterhin kann ein regelmäßiger und zu hoch dosierter Konsum dieser Wirkstoffe, wie er leider häufig zu beobachten ist, Schwindel, Ohrensausen, Schwerhörigkeit oder Störungen der Nierenfunktionen hervorrufen.

Bei Kindern tritt als Zeichen der Säurevergiftung, die sich als Folge der gestörten Nierenfunktion einstellt, eine erhöhte Schläfrigkeit, verbunden mit einer abnorm tiefen und verlangsamten Atmung auf.

In all den geschilderten Fällen von Nebenwirkungen, unabhängig von einer ärztlichen Verordnung oder Selbstmedikation, sollte das entsprechende Medikament sofort abgesetzt werden.

Als eine weitere bei Kopfschmerzen wirksame Substanz hat sich das Phenazetin erwiesen. Da dieser Wirkstoff außerdem entzündungswidrige, fiebersenkende und das Allgemeinbefinden verbessernde Eigenschaften besitzt, befindet er sich ebenso als Bestandteil in Grippe- und Fiebermitteln. Jedoch können auch hier eine zu hohe Dosierung und ein langandauernder Gebrauch zu Schädigungen von Organen, vorwiegend der Leber und Nieren führen. Aus diesem Grunde wurden gerade in der letzten Zeit Medikamente, die diese Substanz enthalten, berechtigterweise mit entsprechenden Warnhinweisen auf den beiliegenden Gebrauchsinformationen versehen.

Bei den Verordnungen von Schmerzmitteln für Kinder sollten, wenn überhaupt, anstelle von Medikamenten mit dem Wirkstoff Phenazetin Präparate mit der Substanz Paracetamol zur Anwendung kommen. Der Wirkstoff Paracetamol, der in der entzündungshemmenden Wirkung schwächer als Phenazetin wirkt, wird erst im Körper in Phenazetin umgewandelt beziehungsweise abgebaut. Jedoch führen eine zu hohe Dosierung und Langzeitbe handlung zu Veränderungen des Blutbildes, Nierenschädigungen oder Kopfschmerzen.

Als Medikament, das Azetylsalizylsäure und Paracetamol in Kombination mit Koffein enthält, wird häufig das Präparat „Dolmo" verordnet. Das bekannteste Medikament, das Azetylsalizylsäure enthält, trägt den Handelsnamen „Aspirin". Zu den bekanntesten, bei Kindern zur Anwendung kommenden, Paracetamol enthaltenden Arzneimitteln zählen „Ben-u-ron"-Tabletten und -Zäpfchen.

3.5. Mutterkornalkaloide

Der auf Getreideähren als Schmarotzer lebende Pilz „Claviceps purpurea" enthält stark wirksame Drogen. Diese Substanzen werden auch als Mutterkornalkaloide bezeichnet. Sie sind mit dem Moderauschgift der 60er Jahre, dem LSD, verwandt. Das Ergotamin, eines der Mutterkornalkaloide, ist eine chemische, besonders auf die Gefäßmuskulatur stark wirkende Substanz. Da Ergotamin auch eine Wirkung auf die Gebärmutter ausübt und die Wehentätigkeit anregt, wurde es ursprünglich nur in der Geburtshilfe eingesetzt. Inzwischen wird dieser Wirkstoff jedoch in überwiegendem Maße zur Bekämpfung des Migräneanfalles eingesetzt. Die Wirkung läßt sich darauf zurückführen, daß das Ergotamin auf die während einer Migräneattacke erweiterten, überdehnten Kopfgefäße einen stark verengenden und damit schmerzlindernden Einfluß hat. Von den mit Mutterkornalkaloiden als Wirkstoff ausgestatteten Medikamenten sind die bekanntesten „Ergokranit", „Hydergin" und „Dihydergot". Für die Wirksamkeit dieser Präparate ist es entscheidend, daß sie so früh wie möglich zur Anwendung kommen. Wenn bereits Kopfschmerzen, Übelkeit oder Erbrechen eingetreten und unerträglich geworden sind, ist es in der Regel für eine ausreichende Wirkung zu spät. Am wirkungsvollsten ist sicherlich die Einnahme im Vorstadium, wenn also die bekannten Vorboten einen drohenden Anfall ankündigen. In manchen Fällen haben sich Zäpfchen („Cafergot") bewährt, die auch dann noch vom Organismus aufgenommen werden, wenn die rechtzeitige Einnahme verpaßt wurde, da Tabletten in dieser Phase erbrochen würden. Die stärkste und damit verläßlichste Wirkung wird durch die intravenöse Verabreichung von Ergotamin, dem Einspritzen in die Vene, erzielt. Derartige Injektionen sollten nur bei schweren Verlaufsformen der Migräne durchgeführt werden.

Obwohl die chemischen Abkömmlinge des Mutterkorns, die Mutteralkaloide, nicht mehr mit der ursprünglichen Giftigkeit ausgestattet sind wie das Mutterkorn selbst, bleiben sie, wenn auch in abgeschwächter Form, Giftstoffe. Aus diesem Grunde kann eine Beseitigung der Ursachen von diesen Wirkstoffen nicht erwartet werden, vielmehr stellen sie „das Mittel der Wahl“ zur Anfallsunterdrückung dar. Der Wirksamkeitsgrad der Mutterkornalkaloide wird in der Praxis als sehr hoch eingeschätzt. Er liegt zwischen 80 und 90 Prozent, kann jedoch leicht zur negativen Seite rutschen, da die Nebenwirkungen oft beträchtlich sind. Neben verstärkter Übelkeit und Erbrechen können als Folge der gefäßverengenden Eigenschaft von Alkaloiden Schwindelgefühle, Durchblutungsstörungen, Empfindungsstörungen in den Armen und Beinen und Herzbeschwerden auftreten. Besonders während der Schwangerschaft dürfen Mutterkornalkaloide wegen drohender Fehlgeburten nicht verordnet werden. Auch bei Leber- und Nierenerkrankungen, Angina pectoris (Durchblutungsstörungen der Herzkranzgefäße), Schilddrüsenstörungen und erhöhtem Blutdruck dürfen die genannten Medikamente nicht angewendet werden.

Ein häufiger oder gar täglicher Gebrauch dieser Präparate, vor allem von Ergotamin, kann, wie auch bei häufigem Gebrauch von Kopfschmerzmitteln, die Grundlage für immer wiederkehrende Kopfschmerzen sein. Es entsteht ein Kreislauf ohne Ende. In diesen Fällen werden immer wieder neue Kopfschmerzen dadurch hervorgerufen, daß der medikamentös bedingten und zunächst erwünschten Gefäßverengung eine Gefäßerweiterung folgt, die sich bei Abklingen der Wirkung des Medikaments immer wieder einstellt. Aus diesem Grunde stellt das Krankheitsbild von immer wiederkehrenden Kopfschmerzen und Erbrechen bei entsprechendem Medikamentenkonsum nicht selten den Zustand einer chronischen Alkaloid- beziehungsweise Ergotaminvergiftung dar. Eine in einer Klinik durchgeführte Entziehung und eine zeitweilige Umstellung auf ein anderes Präparat mit dem Ziel, die tatsächlichen Ursachen aufzufinden, wäre dem Betroffenen spätestens zu diesem Zeitpunkt zu wünschen.

3.6. Kombinierte Präparate, Psychopharmaka, Kodein und Opiate

Bei schweren Formen von Migräneanfällen, die Inaktivität und vor allem Ruhe erfordern, werden in der Praxis häufig Medikamente verwendet, die als Kombinationspräparate schmerzunterdrückende (Analgetika) und die Aktivität dämpfende Wirkstoffe (Barbiturate) enthalten. Zu dieser Gruppe gehören die

Präparate mit den Handelsnamen „Ergo-Lonarid", „Migrexa", „Optalidon spezial" und „Migräne-Kranit".

Ebenso werden stark wirkende Beruhigungsmittel (Tranquilizer) oder Pharmaka zur Ruhigstellung von Erregungszuständen (Neuroleptika), insbesondere dann, wenn Reizbarkeit, Ängstlichkeit oder depressive Verstimmungen im Vordergrund stehen, als Psychopharmaka eingesetzt. Bei schwersten und häufigen Kopfschmerzen kommen in selteneren Fällen wegen der drohenden Gefahr der Gewöhnung und Abhängigkeit Kodein oder Opiate zum Einsatz.

3.7. Vorsorgliche (medikamentöse) Maßnahmen

Als Methode der Verhinderung neuer Migräneanfälle wird die sogenannte Intervalltherapie durchgeführt. Dieser Begriff drückt bereits aus, daß es sich um eine Therapie handelt, die in der anfallsfreien Zeit, also zwischen den Anfallsintervallen, durchgeführt wird. Mit langandauernden, häufig sogar jahrelangen Behandlungen wird bei dieser Therapie darauf abgezielt, neue Migräneanfälle zu verhindern. Für diese Therapieform kommen naturgemäß solche Patienten in Frage, die an häufigen, regelmäßigen, in kurzen bis sehr kurzen Zeitabständen wiederkehrenden Anfällen leiden. Zu den Patienten, die einer Intervalltherapie bedürfen, gehören auch die Betroffenen mit Cluster-Kopfschmerz. Eine weitere Gruppe stellen Patientinnen mit schweren verzögerten, im Sinne von länger andauernden (protrahierten) menstruellen Migränen. Auch wenn im Zusammenhang mit der Intervalltherapie von einer Vorbeugung (Prophylaxe) die Rede ist, sieht es doch in der Realität so aus, daß die zur Anwendung kommenden Medikamente nicht ursächlich wirken, sondern die Migräneanfälle unterdrücken oder zumindest im erträglichen Rahmen halten. Dabei wird von einer deutlichen Wirkung bei etwa 70 Prozent der Patienten ausgegangen. Dem gegenüber können immerhin 30 bis 40 Prozent der Betroffenen mit Placebos ebenso günstig beeinflußt werden. Das am längsten und auch heute noch am häufigsten bei der Migräneprophylaxe zur Anwendung kommende Medikament ist das Dihydroergotamin (DHE).

Es ist die hydrierte Form des schon besprochenden Wirkstoffs Ergotamin. Bekannt, da häufig verordnet, sind die Präparate „Ergomiment depot" und „Dihydergot". Dieser Wirkstoff Dihydroergotamin wird als wesentlich verträglicher als das Ergotamin beschrieben, was besonders für eine Langzeitintervalltherapie von großer Wichtigkeit ist. Nebenwirkungen wie Magenunverträglichkeit, Sensibilitätsstörungen (Empfindungsstörungen) an Händen und Füßen und Muskelschmerzen treten jedoch auch in der Langzeittherapie auf, wenn auch seltener.

Als weitere Medikamente werden in den letzten Jahren Kalzium-Antagonisten, wie zum Beispiel das Präparat „Sibelium“ zur Behandlung eingesetzt. Als häufigste Nebenwirkungen treten hierbei Mundtrockenheit, Müdigkeit und eine unangenehme Gewichtszunahme auf, so daß gerade die zuletzt genannte Form der Nebenwirkungen den Abbruch einer Intervalltherapie zur Folge haben kann.

Zur dritten Substanzgruppe, die bei der Intervalltherapie der Migräne eingesetzt wird, gehören die Beta-Rezeptorenblocker. Diese mehrheitlich bei Herzrhythmusstörungen, Bluthochdruck oder Angina pectoris eingesetzten Medikamente kommen jedoch wegen ihrer Wirkung auf die Blutgefäßmuskulatur auch bei dem Krankheitsbild der Migräne zur Anwendung. Eine Verlangsamung des Pulses und blutdrucksenkende Auswirkungen müssen bei der Wahl der Therapie berücksichtigt und eine unerwünscht herbeigeführte Müdigkeit als Nebenwirkung in Kauf genommen werden. Als Wirkstoff für den Einsatz bei Migräne hat sich der Beta-Rezeptorenblocker Propanol mit dem Handelsnamen „Dociton“ besonders bewährt. Bei chronischer Bronchitis, Bronchialasthma oder bei bestimmten Herzerkrankungen ist von einer Verabreichung jedoch abzuraten. Die noch nicht lange im Handel befindliche Substanz Pizotifen (Sandomigran), das die gefäßverengende Wirkung des Serotonins auf die kleinen Blutgefäße mit der sich anschließenden Erweiterung bis Überdehnung der größeren Blutgefäße im Kopfbereich aufheben soll, hat sich wegen der gezeigten Nebenwirkungen bisher nur als Therapeutikum der zweiten Wahl erwiesen. Zu diesen Nebenwirkungen gehören insbesondere eine unerwünschte Müdigkeit, eine starke Appetitzunahme mit nicht selten auftretender erheblicher Gewichtszunahme.

Die in den USA häufig angewandte Substanz Methysergid (Deseril retard), ebenfalls ein Serotonin-Antagonist, zeigt zwar einen besonders schnellen Wirkungseintritt, wird aber wegen erheblicher Nebenwirkungen in Deutschland erfreulicherweise selten eingesetzt. Die Empfehlung zur Anwendung dieses Therapeutikums geht dahin, es nur unter strenger Beachtung der Kontraindikationen, wie sie bezüglich des Ergotamins bereits beschrieben wurden, beim Cluster-Kopfschmerz oder bei Therapieversagen auf die üblichen Prophylaktika versuchsweise einzusetzen.

3.8. Weitere medikamentöse Maßnahmen

Zu den inzwischen überholten, auf der Grundlage von nicht mehr haltbaren Theorien, zum Teil aber noch durchgeführten medikamentösen Maßnahmen gehören vor allem Histamin-Desensibilisierungen und allergische Desensibilisierungen im Rahmen von Migränebehandlungen. Gerade bei den Patienten, die von positiven Ergebnissen dieser Behandlungsarten erfahren haben und dieses auch für sich von dieser Therapie erwarten, werden diese Verfahren häufig ein positives Ergebnis bringen. Die Erfolgsquote wird sich noch um ein Beträchtliches erhöhen, wenn der die Injektion verabreichende Behandler diese mit Enthusiasmus und entsprechenden Suggestionen unterstützt. Besonders geeignet für eine derartige Placebo-Therapie sind gerade die Patienten, vielleicht auch Behandler, die jedweden Zusammenhang zwischen einem psychischen Konflikt oder einer emotionalen Überbeanspruchung und der Migräne leugnen und von dem allergischen Ursprung ihrer beziehungsweise der Migräneanfälle überzeugt sind.

In manchen Fällen mag man geneigt sein, diese Placebo-Therapien besonders wegen ihrer schädigungsfreien Natur durchzuführen. Jedoch wäre es sicherlich grundsätzlich wirtschaftlicher und auch redlicher und effektiver, wenn man von vornherein eine entsprechende Therapie wie zum Beispiel eine Suggestionstherapie durchführen würde.

3.9. Chirurgische Maßnahmen

Schon seit Urzeiten werden bei verzweifelten und daher in der Regel auch leichtgläubigen Migränikern in guter Absicht chirurgische Eingriffe durchgeführt. Günstigenfalls bringen diese Operationen für den Betroffenen vorübergehenden oder auch keinen Erfolg. Schlimmstenfalls werden an den Patienten eindeutige Kunstfehler oder sogar Verstümmelungen begangen, die darüber hinaus wiederum einen Auslöser für die Migräne darstellen können.

Zu den noch heute zum Teil empfohlenen lokalen Eingriffen, insbesondere bei einer schweren, konstant einseitig auftretenden Migräne zählt die Unterbrechung oder Denervation; dies ist eine völlige Unterbrechung der nervösen Versorgung der Schläfenarterie der betroffenen Kopfseite. Von dieser wie von anderen Maßnahmen ist dringend abzuraten, da derartige Eingriffe, wenn überhaupt, nur zu einer vorübergehenden Besserung führen.

Ein weitaus schlimmeres Problem stellen allgemeinchirurgische Maßnahmen dar, wie sie gelegentlich bei der Behandlung von Migränekranken durchgeführt werden. Diese Maßnahmen reichen von der Extraktion (Ziehen) sämtlicher Zähne, dem operativen Entfernen der (Gaumen-)Mandeln bis zur fast vollständigen Ausräumung des Bauchraums, in dem die Gallenblase, die Eierstöcke und die Gebärmutter dem Messer des Chirurgen geopfert werden. Besonders Frauen mittleren Alters, die unter Migräne leiden, wird häufig „zur Erlösung“ die operative Entfernung der Gebärmutter empfohlen. Wenn auch nach diesem operativen, eigentlich verstümmelnden Eingriff häufig zunächst ein Ausbleiben der Migräneattacken beobachtet werden kann, so tritt doch früher oder später die Migräne in den meisten Fällen in der gewohnten oder in veränderter Form wieder auf. Sollte sich tatsächlich nach einer derartigen „Behandlung“ eine andauernde „Heilung“ einstellen, so wäre dieser Zustand sicherlich das Ergebnis der Erfüllung eines stark ausgeprägten masochistischen Bedürfnisses oder aber die Folge eines besonders makabren Placebos.

In diesem Zusammenhang sei es mir erlaubt, auf einen ähnlichen Fall in meiner Praxis hinzuweisen. Vor einigen Jahren suchte mich eine Frau mittleren Alters wegen Stirnkopfschmerzen und einer seit Wochen bestehenden erhöhten Blutsenkung auf. Sie hatte gerade einen mehrwöchigen Krankenhausaufenthalt hinter sich. Die Anamnese ergab, daß sie wegen einer Gallenblasenentzündung bei ihrem Hausarzt, wegen einer Eierstockentzündung bei ihrem Frauenarzt und wegen Stirnhöhlenentzündungen bei einem HNO-Arzt in der Vergangenheit bereits ein- oder mehrere Male behandelt worden war. Da die nochmals konsultierten Ärzte zu keiner klaren Diagnose kamen, wurde sie schließlich zur Untersuchung ins Krankenhaus eingewiesen. Dort hatte man nichts „Sinnvolleres“ zu tun, als dieser geplagten Frau die Gallenblase, die Eierstöcke und zusätzlich noch die Gebärmutter zu entfernen. Als Begründung für die Entfernung der Gebärmutter wurde ihr mitgeteilt, daß eine Frau in ihrem Alter ohnehin früher oder später mit einer derartigen Operation zu rechnen habe, so daß man diese „Angelegenheit“ gleich in einem Arbeitsgang erledigt habe; man ihr somit eine zusätzliche Operation erspart habe. Was für ein Zynismus! Noch schlimmer war die Tatsache, daß die Kopfschmerzen und die erhöhte Blutsenkung weiterhin bestanden. Nach einer gründlichen Untersuchung kam ich zu dem Ergebnis, daß als Ursache für die erhöhte Blutsenkung und die noch vorhandenen Kopfschmerzen eine seit geraumer Zeit bestehende Stirnhöhlenentzündung in Frage kam. Es bedarf sicherlich keiner regen Phantasie, sich den Gesichtsausdruck dieser Frau bei der Eröffnung dieser Diagnose vorzustellen. Die anschließend durchgeführte biologische Therapie, bestehend aus biologischen Präparaten, Eigenblutinjektionen, ansteigenden Fußbädern und Ohrakupunktur, führten dann zu dem gewünschten, andauernden positiven Ergebnis. Die Behandlungsdauer betrug circa fünf bis sechs Wochen.

Selbst wenn es sich „nur“ um einen Einzelfall handeln würde, so ist er, gelinde gesagt, kaum zu begreifen, geschweige denn ein derartiges Handeln zu akzeptieren.

Um es noch einmal zusammenzufassen: In der Migränebehandlung sind operative Eingriffe, mögen sie lokaler oder auch allgemeinchirurgischer Art sein, völlig fehl am Platze.

3.10. Zusammenfassende Betrachtungen

Selbst heute noch zum Ende des 20. Jahrhunderts müssen wir die alarmierende Feststellung treffen, daß in der Bundesrepublik circa sechs Millionen Menschen mit chronischen Schmerzen leben müssen, deren Ursachen bisher unbekannt geblieben sind und die nur zeitweise mit starken Medikamenten beherrscht werden können. Der überwiegende Teil dieser Menschen besteht aus Kopfschmerz- und Migränekranken. Weitere sechs Millionen Menschen leiden an anderen schweren, mit dauerhaften Schmerzen verbundenen rheumatischen Erkrankungen wie Polyarthritis, Arthrose und Gicht. Diese beiden Gruppen stellen bereits 20 Prozent der Gesamtbevölkerung dar. Addiert man noch die erhebliche Anzahl der Menschen hinzu, die zeitweilig akuten Schmerzen ausgesetzt sind, kommt man zu dem Ergebnis, daß nahezu die Hälfte der Bürger der Bundesrepublik zeitweise oder dauernd Schmerzen erleidet.

Dementsprechend katastrophal sind auch die volkswirtschaftlichen Auswirkungen. Jahr für Jahr werden nach zuverlässigen Schätzungen 40 Milliarden DM für die Beseitigung und für die Folgen von Schmerzen wie Ausfall von Arbeitstagen und Frührenten ausgegeben. Hinzu kommen noch einmal rund 2,5 Milliarden DM (1979), die ausschließlich für Schmerzmedikamente von den Apotheken und der Arzneimittelindustrie Jahr für Jahr mit steigender Tendenz umgesetzt werden.

Wenn dieser enorme Kostenaufwand wenigstens noch zu dem Ergebnis dienen könnte, daß den Betroffenen tatsächlich, eben ursächlich geholfen würde, indem nicht nur Symptome unterdrückt, beseitigt würden, sondern Heilung oder gegebenenfalls eine nebenwirkungsfreie Linderung das Ergebnis wäre, so wäre dieser finanzielle Kraftakt in jedem Fall zu rechtfertigen. Jedoch sieht die Realität so aus, daß die zum Einsatz kommenden chemischen Arzneimittel nicht nur nicht gesund, sondern zusätzlich noch krank machen. Nach dem bereits schon erwähnten Motto, daß ein Arzneimittel ohne Nebenwirkung auch keine Hauptwirkung haben könne, wird in erschreckend hohem Maße mit brachialer Gewalt der Krieg gegen die Krankheit, insbesondere gegen die Schmerzen, erklärt und aufgenommen. Die Aufsplitterung des Menschen in 26 Facharztbereiche, was zur Folge hat, daß jeder nur noch seinen eigenen Fachbereich und nicht mehr das Ganze sieht, kommt noch erschwerend hinzu.

Bereits heute muß man aufgrund einer amerikanischen Untersuchung davon ausgehen, daß mindestens 3,6 Prozent der Todesfälle in den Krankenhäusern als Folge von iatrogenen Erkrankungen auftreten. Hierunter versteht man Krankheiten, die aufgrund der ärztlichen Behandlung beziehungsweise durch die Nebenwirkungen der verordneten chemischen Arzneimittel auftreten. In diesem Zusammenhang sei auch auf Untersuchungsergebnisse hingewiesen, die schon häufiger in den öffentlichen Medien behandelt wurden. Sie haben zum Inhalt, daß sich bei Ärztestreiks in Krankenhäusern die Anzahl der Toten, bezogen auf den Zeitraum des Streiks, spürbar verringerte.

Auch wenn auf verschiedenen Sektoren der Medizin spektakuläre Glanzleistungen vollbracht wurden und auch weiterhin geschehen werden, ist die Menschheit insgesamt nicht gesünder, sondern kränker geworden. Dabei hat sich nicht nur das Heer der Kranken vor allem in den Industrienationen erheblich vermehrt, sondern auch die Anzahl der Krankheiten. Bereits heute geht man von rund 40000 Krankheiten aus.

Gerade bei der Schmerzbehandlung kommen Arzneimittel zum Einsatz, die zwar Schmerzen unterdrücken oder betäuben, jedoch eine Heilwirkung nicht besitzen, sondern, wie schon ausgeführt, auf Dauer zu erheblichen Nebenwirkungen führen. Bei der Auswahl der in Frage kommenden Präparate gilt es doch vorrangig zu klären, ob die Nebenwirkungen des betreffenden Medikaments noch einigermaßen vertretbar in Relation zum Nutzen stehen.

Zur Verdeutlichung sei noch einmal auf die Risiken hingewiesen, die ein Patient zum Beispiel bei längerem Gebrauch von Medikamenten mit dem Wirkstoff Azetylsalizylsäure auf sich nimmt. Diesen Wirkstoff enthalten viele als harmlos geltende und freiverkäufliche Schmerz- und Rheumamittel wie Aspirin. Zu diesen Risiken gehören insbesondere: Bronchialasthma, Allergien, Hautentzündungen, Magen- und Darmblutungen, Zwölffingerdarmgeschwüre, Ausfall des Gehörnervs, Schwächung beziehungsweise Schädigung der körperlichen Abwehrkräfte, Bindegewebsschäden, Veränderung des Blutbildes, Schwangerschaftsblutungen und eine erhöhte Sterblichkeit von Neugeborenen.

Der Wirkstoff Phenacetin, der in zwei der meistverkauften Schmerzmittel enthalten ist, hiervon wurden im Jahre 1978 493 Millionen Tabletten verkauft, verursacht bei längerer Einnahme schwerste Nierenschäden. Dabei denke man auch an die immer mehr zunehmenden Nierenerkrankungen, vor allem auch an die Patienten, die sich regelmäßig einer Dialyse (Blutwäsche) unterziehen müssen. Es scheint auch völlig normal zu sein, wenn man in der Werbeanzeige eines freiverkäuflichen und umsatzstarken Schmerzmittels darüber informiert wird, daß dieses ansonsten so hervorragende Präparat bei einer „vorgeschädigten“ Niere nicht oder nur auf Anraten des Arztes eingenommen werden darf.

Auch wenn bei der Migräne- und Kopfschmerztherapie eine Cortisonbehandlung eine untergeordnete Rolle spielt – wie bei der Therapie von Cluster-Kopfschmerz oder der Entzündung der Kopfarterien (Arteriitis cranialis) – sei im Rahmen dieser Thematik hierauf kurz eingegangen. Gerade die schmerzgeplagten Rheumapatienten, aber auch die zahlreichen Haut- und Allergiekranken erleben durch eine Langzeitbehandlung schlimmste Nebenwirkungen durch Cortison. Diese können zum Beispiel darin bestehen, daß es zu Blutungen im Magen und in der Niere kommt, die Grundsubstanz der Knochen derartig geschädigt wird, daß es zu spontanen Knochenbrüchen (Frakturen) insbesondere von Brust- und Lendenwirbeln kommen kann. Des weiteren können die körperlichen Abwehrkräfte soweit geschädigt werden, daß man jeglicher Infektion völlig wehrlos ausgesetzt ist. Neben dem berüchtigten Vollmondgesicht (aufgedunsenes Gesicht) sind auch psychische Veränderungen als Nebenwirkungen möglich.

Trotz allem werden jährlich in den Apotheken der Bundesrepublik zwölf Millionen Packungen dieses nicht freiverkäuflichen, sondern verschreibungspflichtigen Präparates verkauft. Es ist schwer vorstellbar, daß diese Medikamente tatsächlich in diesem Ausmaße nur zur kurzfristigen und notfallmäßigen Therapie verordnet wurden. Betrachtet man noch zusätzlich die Verschreibungspraxis des weitaus größten Teils der Ärzteschaft bezüglich der Verordnung von Psychopharmaka, dieses sind Medikamente, die die geistig-seelische Verfassung des Menschen beeinflussen, so ist das Dilemma perfekt. Es scheint nicht wenige Behandler und Patienten zu geben, die die Auffassung vertreten, daß man nur noch die entsprechende Pille, eigentlich Droge, einzunehmen brauche, um in die richtige oder von der einen in die andere Stimmung zu kommen. Nicht von ungefähr werden diese Präparate im Volksmund und zum Teil auch in Veröffentlichungen „Glückspillen" oder „Freudenspender" genannt. Neben einem beträchtlichen Realitätsverlust, einem Abbau der Persönlichkeit, einer völligen Lebensuntüchtigkeit führt eine langandauernde Einnahme derartiger Präparate zu der weit verbreiteten Volksseuche, nämlich der Medikamentensucht.

Vor allem Menschen, die an chronischen Schmerzen zu leiden haben, sind hier besonders gefährdet. Wird ihnen nicht grundlegend geholfen, so führt ihr Weg sie nicht selten, ausgehend von der Einnahme der Normaldosis an Schmerzmitteln über den immer stärker werdenden Konsum, häufig durch die zusätzliche Einnahme von Beruhigungsmitteln und anderen Psychopillen unterstützt, sogar bis zum Gebrauch von schwersten Betäubungsmitteln wie zum Beispiel Morphium. Nicht selten wird diesen Patienten dann der Mißbrauch von Arzneimitteln vorgeworfen, obwohl ihnen diese Medikamente zum Teil jahrelang „ohne mit der Wimper zu zucken“ verordnet wurden. Hinzu treten die körperlichen und psychischen Schädigungen. Das schlimmste jedoch ist die bittere Erfahrung der Patienten, daß die Schmerzen wiederkehren, sobald die Wirkung des Medikaments nachgelassen hat.

Da die geschilderten Zustände ja nun wirklich keine Neuigkeiten darstellen, müßte man eigentlich davon ausgehen können, daß die Hochschul-Medizin und die mit ihr eng verbundene Ärzteschaft und Pharmazie nichts Dringlicheres zu tun hätte, als nun endlich mit aller Macht, die ihnen zur Verfügung steht, ursächliche, höchst wirksame und schädigungsfreie Therapieverfahren, die den ganzen Menschen betreffen, anzuwenden. Doch wer dieses erwartet, sieht sich bitter enttäuscht.

Nur eine verschwindend kleine Schar von Ärzten hat sich die Erforschung und Behandlung von chronischen Schmerzzuständen zur Aufgabe gemacht, um die noch immer bestehende Regel, daß schwere chronische Krankheiten im Prinzip nicht heilbar sind, hoffentlich zu durchbrechen. Erst in den letzten Jahren sind einige Schmerzkliniken beziehungsweise Schmerzambulanzen, ausgestattet mit langen Wartelisten, entstanden.

Wenn auch vom Ansatz her in diesen Kliniken oder Ambulanzen der Versuch unternommen wird, nun endlich gemeinsam, das heißt, als eine Gruppe von unterschiedlichen Fachärzten, zu einer gewissen Gesamtschau zu gelangen, so muß doch angemerkt werden, daß die Tätigkeit der Narkosefachärzte in diesen Behandlerteams noch immer vorrangig ist. Geht es hier doch vorwiegend darum, die Schmerzen des Patienten nach Möglichkeit auszuschalten, zu unterdrücken oder im erträglichen Rahmen zu halten. Und hierfür ist der Schmerzpatient verständlicherweise mehr als dankbar, denn die Hoffnung auf Heilung hat er allemal nach seinem jahrelangen Leidensweg schon aufgegeben.

Der statistische Durchschnitts-Schmerzpatient hat während seiner sechs Jahre andauernden „Schmerzpatientenkarriere“ nicht nur bis zu 25 Ärzte erfolglos konsultiert, sondern wurde bereits zwei- bis fünfmal ohne andauernden Erfolg operiert. Außerdem nimmt er täglich, um seinen Zustand überhaupt ertragen zu können, acht oder mehr unterschiedliche Medikamente ein.

Hat er nun endlich das Glück, einen Platz in einer derartigen Schmerzklinik zu erhalten, kann es ihm passieren, daß er, wie es zum Beispiel in der Mainzer Schmerzklinik der Fall ist, erst einmal einen mit 450 (!) Fragen ausgestatteten Fragebogen zu beantworten hat. Es ist kaum vorstellbar, daß alle diese Fragen sachlich und fachlich notwendig sind. Viel eher ist man dazu geneigt anzunehmen, daß hier ein computergerechtes Persönlichkeits-Striptease stattfindet. Man gestatte mir hierzu die etwas sarkastische Bemerkung, daß eine derartige Behandlung ja schließlich auch viel Geld kostet.

Es ist kein Geheimnis, daß allzu häufig der Patient erst dann bei einem Psychologen oder Psychotherapeuten „landet", wenn das behandelnde Ärzteteam keine oder fast keine körperlichen Ursachen feststellen kann beziehungsweise seine Bemühungen insofern gescheitert sind, als man den Patienten als therapieresistent erklärt. Durch dieses Verhalten wird also, wenn auch unbeabsichtigt, der schon vor Christi Geburt von Hippokrates aufgestellte Grundsatz, daß es immer der ganze Mensch ist, der erkrankt und behandelt (und nicht betäubt) werden muß, bestätigt.

Bereits im vorchristlichen Altertum existierten zwei Richtungen in der medizinischen Wissenschaft mit gegensätzlichen Betrachtungs- und Behandlungsweisen. Eine Richtung hatte zum Ziel, bestehende Krankheitssymptome so schnell wie möglich zum Verschwinden zu bringen und dieses mit allen ihr zur Verfügung stehenden Mitteln. Die andere Richtung sah die Krankheit als ein Symptom des als Ganzes erkrankten Menschen. Sie betrachtete also niemals die Krankheit als ein örtliches, auf bestimmte Organe und/oder Körperregionen beschränktes Geschehen. Das Ziel der Bemühungen in Diagnose und Therapie bestand darin, die Ursache für die Allgemeinerkrankung zu finden und zu heilen, so daß die Krankheitssymptome sozusagen wie von selbst verschwanden. Geistiger Vater und bedeutendster Vertreter dieser medizinischen Richtung war Hippokrates.

Wie man unschwer feststellen kann, hat sich bis zum heutigen Tage an diesen grundsätzlichen Denk- und Behandlungsweisen nicht nur kaum etwas geändert, sondern darüber hinaus hat sich die auf die Behandlung von Symptomen „spezialisierte" Richtung der Medizin einen die gesamte Medizin beherrschenden Platz erobert. Sie gilt als die offizielle, einzig legitime Lehre der medizinischen Wissenschaft. Nahezu weltweit wird sie an den Hochschulen gelehrt. Nach ihren Gesichtspunkten und Wertmaßstäben wurde das gesamte Gesundheitswesen organisiert.

So kann es nicht in Erstaunen versetzen, wenn andere Denk- und Therapieweisen von vornherein als unwissenschaftlich, wirkungslos, vorsintflutlich, gefährlich oder als Quacksalberei abgetan und diffamiert werden. Gemäß dem bekannten Motto, daß nicht sein kann, was nicht sein darf, hält man es immer noch, mit einem rigoros vertretenen Machtanspruch, nicht einmal für nötig, andere theoretische Denkmodelle und die sich daraus ergebenden Therapieverfahren in Erwägung zu ziehen, geschweige denn einer objektiven Überprüfung zu unterziehen.

Es ist sicherlich nicht die richtige Lösung, die nicht mehr wegzudiskutierenden höchst erfreulichen Therapieerfolge der biologischen und ganzheitlichen Behandlungsweisen, insbesondere bei den von der Schulmedizin aufgegebenen Fällen, einfach dem Zufall zuzuschreiben oder aber in den Bereich des Aberglaubens abzuschieben. Gemessen an dem Zulauf und den damit verbundenen Erfolgen, den Ärzte für Naturheilverfahren, Heilpraktiker und ganzheitlich orientierte Psychologen und Psychotherapeuten nicht nur bei der Migräne- und Kopfschmerzbehandlung haben, und die Tendenz ist kontinuierlich ansteigend, scheint zumindest ein nicht geringer Teil der Patientenschaft „aufgewacht" oder, so schlimm es auch sein mag, „ausreichend verzweifelt" zu sein. Nur auf diesem Hintergrund ist es erklärbar, wenn Forderungen laut werden, wie sie in der letzten Zeit des öfteren von Ärztefunktionären aufgestellt wurden. Sie äußern, daß der Berufsstand des Heilpraktikers verboten werden müßte, da wir ja schließlich nicht mehr im Mittelalter leben würden und uns von daher diese Berufsgruppe nicht mehr leisten könnten.

Noch brisanter ist die ebenfalls in diesem Zusammenhang vom Gesundheitsausschuß des Bundes, ein mehrheitlich mit Ärzten besetztes Gremium, kürzlich getroffene Feststellung, daß die medizinische Versorgung der Bundesrepublik ausreichend durch die Ärzteschaft gesichert sei und von daher ein objektiver Bedarf für die Existenz des Heilpraktikerberufsstandes nicht vorläge. Wenn überhaupt, gäbe es höchstens ein subjektives Bedürfnis hierfür bei einem geringen Teil der Bevölkerung. Jeglicher Kommentar hierzu erübrigt sich, denn diese Aussagen sprechen für sich selbst. Man stelle sich einmal die Situation vor, daß der Patient die Freiheit hätte, nicht nur den Behandler seiner Wahl aufzusuchen, sondern auch die Behandlung von seiner Krankenkasse erstattet bekäme. Für viele ärztliche Behandler, und ich glaube ebenso für den Großteil der Pharmaindustrie, sind derartige Überlegungen sicherlich apokalyptische Vorstellungen. Denn es lebt sich bisher ja (noch) recht gut dabei, besser davon. Sollte aber tatsächlich das vielbeschworene Wohl des Patienten im Vordergrund des Handelns stehen, so ist es jetzt wirklich an der Zeit, sich auf dem Pfad des Holzweges zur Umkehr zu wenden: denn es ist nicht erst, bildlich gesprochen, Viertel vor zwölf, sondern schon Viertel nach drei.

4.

Alternative Diagnose- und Behandlungsmethoden

4.1. Alternative Behandlungsmethoden

Das Hauptziel einer naturheilkundlichen, biologischen Behandlung ist die Aktivierung der Selbstheilkräfte des Menschen, des Arztes in uns. Der Mensch wird dabei als etwas Ganzheitliches, bestehend aus Geist, Körper und Seele, betrachtet. Meldet sich eine Krankheit, und dieses geschieht ja nach dem gängigen Krankheitsbegriff, ausgenommen Geistes- und Gemütskrankheiten, überwiegend auf der körperlichen Ebene, so zeigt sich damit eben nicht die Ursache der Erkrankung, sondern nur das Symptom. Nun gilt es, die Ursache, den Verursacher oder Auslöser für die gestörten Abläufe in den meisten Fällen zunächst auf der körperlichen Ebene des Organismus Mensch zu finden. Weiterhin gilt es zu klären, welche Abläufe gestört sind, wo und warum die feinstens aufeinander abgestimmten Funktionen nicht mehr miteinander harmonieren; genau zu schauen, welche Störung das Symptom notwendig gemacht hat. Der nächste Schritt besteht darin, mit entsprechenden Maßnahmen, und dieses bedeutet schon im Sinne des Wortes „das rechte Maß nehmen/finden", eine Selbstregulierung auszulösen oder zu unterstützen. Es geht also, von Ausnahmen wie zum Beispiel schwerste Erkrankungen und Unfallfolgen abgesehen, nicht nur darum, möglichst nebenwirkungsfrei zu therapieren, sondern ursächlich zu arbeiten und demgemäß zu heilen. Es geht darum, dem Körper den geringsten Heilreiz zu geben, der ausreicht, um die Selbstheilkräfte der Situation entsprechend zu aktivieren. Bei schwersten Erkrankungen wäre gegebenenfalls noch zu klären, ob und wieweit eine rechtzeitig und konsequent durchgeführte biologische Therapie diesen Zustand nicht hätte verhindern beziehungsweise überflüssig machen können. Daß andererseits bei einem Magendurchbruch oder einem geplatzten Blinddarm sofort operiert werden muß oder bei einem gebrochenen Bein die Knochen in Normalstellung gebracht und eingegipst werden müssen, bedarf selbstverständlich keiner Erörterung.

Der der Naturheilkunde zugrunde liegende Leitsatz, die Selbstheilkräfte zu aktivieren, läßt sich an dem Beispiel Fieber recht gut verdeutlichen. Ein bestehendes Fieber weist uns darauf hin, daß der Organismus sich mit einem Krankheitserreger auseinandersetzt, dieser Zustand eine Abwehr- und Heilreaktion darstellt. Was liegt nun näher, als diesen Zustand je nach Verlauf gewähren zu lassen oder dem Körper bei seiner Arbeit Hilfestellung zu geben. Dieses Ziel wird erreicht, indem mit entsprechenden biologischen Präparaten (hiermit sind auch die homöopathischen Arzneimittel gemeint) oder mit physikalischen Maßnahmen die Entgiftungs- und Stoffwechselfunktionen und gegebenenfalls die Herz- und Kreislauftätigkeit gefördert und unterstützt werden, anstatt mit brachialer Gewalt diesen Prozeß durch starke Medikamente abzubrechen, zu verkürzen oder zu unterdrücken. Würde dieses in einer regelmäßigen Weise geschehen, würden wir uns derartig schwächen, daß die Anfälligkeit gegenüber Krankheiten immer stärker wird, weil unsere Abwehrkräfte nicht mehr in ausreichendem Maße gefördert und trainiert werden.

Ebenso verhält es sich mit den sogenannten Kinderkrankheiten wie Scharlach, Mumps, Röteln, Windpocken, Masern, Keuchhusten et cetera, die nach durchgemachter Erkrankung in der Regel eine lebenslange Immunität gegenüber den Erregern hinterlassen. Sie sind im Grunde, begleitet von einer entsprechenden biologischen Therapie, nicht nur ungefährlich, sondern für den heranwachsenden Organismus (lebens-)notwendig, um gewissermaßen Schritt für Schritt entsprechende Immunkörper zu bilden und grundsätzlich ein gut funktionierendes Abwehrsystem heranreifen zu lassen. Nicht von ungefähr sind Erkrankungen an diesen Kinderkrankheiten gerade im Erwachsenenalter gefährlich. Welchen Sinn jedoch Impfungen gegen diese Erkrankungen, wie sie gerade in den letzten 20 Jahren zu beobachten sind, haben, ist schwierig zu erkennen, von den möglichen und auch zu beobachtenden Impfschäden einmal abgesehen. Sicherlich trägt ein derartiges Handeln entscheidend mit dazu bei, den derzeitig beklagenswerten Gesundheitszustand des Durchschnitts der Bevölkerung, insbesondere den der Kinder, zu festigen oder sogar noch zu verschlechtern.

4.2. Gesunde Ernährung und Lebensweise

Die uralte Erkenntnis, daß der Mensch ist, was er ißt, hat gerade in der letzten Zeit aufgrund der enormen Umweltvergiftung eine zusätzliche lebenswichtige Bedeutung erfahren. Es geht inzwischen nicht mehr nur noch darum, daß wir möglichst eine naturbelassene, mit ausreichend Energien, Vitaminen, Vital-, Mineral- und Ballaststoffen ausgestattete Nahrung zu uns nehmen, sondern, daß diese von Giften weitestgehend frei sind. Will man gesund bleiben oder werden, so ist es von enormer Bedeutung, welche Nahrung man zu sich nimmt. Man muß sich endlich davon trennen zu meinen, nur das richtige Medikament zu benötigen und alles käme dann wieder in Ordnung, sofern man wirklich beabsichtigt, etwas Grundlegendes, Ursächliches für sich und seine Gesundheit zu tun.

Eine gesunde Ernährung sollte vor allem aus roh zubereiteten Salaten, Gemüse, Obst und Vollkornprodukten, wie zum Beispiel Müsli, bestehen. Gemieden werden sollte insbesondere Schweinefleisch und alles, was daraus hergestellt wird, nämlich Wurst, Speck, Schinken et cetera, da das Schweinefleisch in nicht unerheblichem Maße Giftstoffe (Sutoxine) enthält.

Weiterhin sollten Weißmehlprodukte, Fabrikzucker und alles, was daraus hergestellt wird, ebenso chemische Süßstoffe nach Möglichkeit gar nicht oder nur selten Bestandteil unseres Speiseplans sein.

Gerade in der heutigen Zeit, man spricht ja von einer momentan bestehenden Biowelle, ist eine Ernährungsumstellung wesentlich leichter als zu früheren Zeiten, da eine stattliche Anzahl von Reformhäusern und Bioläden biologisch einwandfreie Nahrungsmittel, Getreidemühlen und anderes erforderliche Zubehör zum Verkauf anbietet. Eine entsprechende Literatur zur Einführung in diesen Themenbereich und zur Anleitung bei der Zubereitung wirklich schmackhafter Speisen steht in erfreulich hoher Anzahl zur Verfügung.

Zu einer gesunden Lebensweise gehört außerdem ein verantwortungsbewußter Umgang mit den in unserer Gesellschaft üblichen Genußmitteln wie Kaffee, Tee, Alkohol und Nikotin. Dabei geht es nicht darum, einem gesunden Menschen den gelegentlichen Genuß von Bier oder Wein verbieten oder vergällen zu wollen oder den ebenfalls gelegentlichen und kontrollierten Genuß des Rauchens an den Pranger zu stellen. Sicherlich ist es gesünder, überhaupt keinen Alkohol zu trinken und nicht zu rauchen. Geschieht dieses jedoch in Maßen und nicht in der Absicht, damit Streß oder Probleme bewältigen zu wollen, werden gesundheitliche Schäden kaum die Folge sein. Im anderen Fall werden die Genußmittel zu einer Droge, zu einer suchtähnlichen Gewohnheit, die mit einem Genuß keinerlei Gemeinsamkeiten mehr aufzuweisen hat. Bei einem gewohnheitsmäßigen Konsum von Alkohol und der damit fast zwangsläufig verbundenen schrittweisen Erhöhung der benötigten Menge kommt es dagegen allzu häufig zu einer Abhängigkeit oder Sucht mit den daraus resultierenden bekannten schlimmen Folgen.

Jedoch sollte der Kopfschmerz- und Migränekranke in der Regel den Genuß von Alkohol gänzlich meiden, denn allzu häufig lösen bereits geringste Mengen den gefürchteten Schmerz aus. Auf das Gefäßgift Nikotin sollte ebenso in jedem Falle verzichtet werden, da einmal dieses Genußgift eine schon vorhandene gestörte Gefäßregulation zusätzlich verschlimmern würde und zum anderen selbst kleinste Dosen hiervon ausreichen, um Kopfschmerz oder Migräneanfälle auslösen zu können. Hierunter fällt auch das sogenannte passive Rauchen.

Daß zu einer gesunden Lebensweise ebenfalls eine nicht zu sehr auf Leistung und Konkurrenz orientierte sportliche Betätigung gehört, versteht sich von selbst. Nicht zuletzt sollte für einen ausreichend langen, tiefen, erquickenden und erholsamen Schlaf gesorgt sein, um die notwendige Regeneration, das Auftanken von Kraft und Energie, zu ermöglichen. Dabei sollte auf keinen Fall versäumt werden, den Schlafplatz auf geopathische Störungen hin, dieses sind gesundheitsschädliche Strahlen, die zum Beispiel durch Wasseradern, Verwerfungen oder Kreuzungspunkte verursacht werden, von einem seriösen Rutengänger untersuchen zu lassen.

5.

Ganzheitliche Therapie

5.1. Biologische, ganzheitliche Behandlung von Migräne und Kopfschmerzen

Als sehr erfolgreich bei der Behandlung von Kopfschmerzen und Migräne erweist sich die biologische, ganzheitliche Behandlung selbst in Fällen, die bereits von der Schulmedizin aufgegeben wurden. Zu den Grundpfeilern dieser Behandlungsform gehören die soeben beschriebenen Ernährungs- und Lebensgewohnheiten, die dabei gleichzeitig Prophylaxe und Therapie sind. Betrachtet man zunächst die körperliche Ebene, so wird man neben den auch in der Schulmedizin bekannten Untersuchungs- und Diagnoseverfahren, mit denen der Naturheilkunde, biologischen und ganzheitlichen Therapie eigenen Diagnosemethoden die Suche nach der Ursache beginnen. Zu diesen Methoden gehören insbesondere die Iris-(Augen-)Diagnose, die Antlitzdiagnose, die Fußreflexzonendiagnose, die Rückendiagnose, die Pulsdiagnose und die bio-elektronische Funktionsdiagnostik. Vertiefend beziehungsweise ergänzend tritt eine sorgfältig erhobene Anamnese und gegebenenfalls die Durchführung eines aussagekräftigen psychologischen Tests hinzu, wie ihn zum Beispiel der „Lüscher-Farb-Form-Test" darstellt. Diese Diagnoseverfahren geben zusammengenommen oder in unterschiedlicher Kombination durchgeführt ein hohes Maß an Informationen über die körperliche, energetische und seelische Grundverfassung, über durchgemachte Erkrankungen, Dispositionen (Neigungen) zu bestimmten Erkrankungen und Organschwächen. Sie informieren zusätzlich darüber, welche ursächlichen Erkrankungen, Störungen oder Fehlfunktionen das Symptom, in diesem Fall Kopfschmerzen oder Migräne, erforderlich gemacht hat. Natürlich liefern diese Diagnoseverfahren nicht, wie wir es heute in der computerbeeinflußten Zeit schon fast gewohnt sind, per Knopfdruck eine ausgedruckte fertige Diagnose verbunden mit einer möglichst klaren Therapieanweisung. Vielmehr erfordern sie neben fundierten Kenntnissen Erfahrung, Kombinationsgabe, Geschicklichkeit und Einfühlungsvermögen. Nicht jeder abweichende Wert, nicht jede Pigmentierung in der Iris et cetera hat ausschließlich die dieser Veränderung zugeordnete Bedeutung. Wesentlicher Faktor ist die Zuordnung der Phänomene zueinander unter Berücksichtigung der Relation zur individuellen Grund- und Gesamtsituation. Heilen ist nun einmal eine Kunst. Und vor die Therapie haben die Götter den Schweiß der Diagnose gesetzt.

Mit der Naturheilkunde, der biologischen Medizin und der ganzheitlichen Therapie verfügen wir über einen enormen Erfahrungsschatz, der sich vor allem bei der Behandlung von Kopfschmerzen und Migräne sehr bewährt hat. Bei den zur Verfügung stehenden Therapiemethoden handelt es sich in der Mehrzahl um ein seit etlichen Generationen, Jahrhunderten, zum Teil seit

Jahrtausenden (die Akupunktur ist über 3000 Jahre alt) angewandtes Erfahrungsgut. Die pflanzlichen Heilmittel werden sicherlich schon seit Anbeginn der Menschheit benutzt.

Ausgangspunkt einer Therapie sollte vor allem eine gesunde Ernährungs- und Lebensweise sein. Weiterhin müßten entsprechende Maßnahmen zur Anwendung kommen, die die Entgiftungs- und Stoffwechselfunktionen des Körpers beeinflussen beziehungsweise unterstützen. Schon allein durch diese Maßnahmen ist ein Großteil von Erkrankungen zu heilen oder von vornherein zu verhindern.

Unter den bei Kopfschmerzen und Migräne besonders bewährten Naturheilverfahren nehmen Heilkräutertees, zubereitet als Auszüge oder als Aufgüsse von entkrampfend, ausgleichend, entgiftend, den Stoffwechsel, den Kreislauf und die Durchblutung unterstützend wirkenden Heilkräutern heute wieder einen wichtigen Platz ein. Als sogenannte Phytotherapeutika kommen Medikamente, die aus Pflanzen hergestellt sind, zur Anwendung. Es sind entweder Einzel- oder Kombinationspräparate, die von den biologischen Arzneimittelfirmen in ausreichender Anzahl angeboten werden. Eine andere Gruppe stellen die sehr häufig angewandten homöopathischen Komplexmittel dar. Diese Medikamente setzen sich aus mehreren einzelnen Wirkstoffen zusammen, die sich in ihrer Wirkung gegenseitig ergänzen. Die beiden Grundsätze der Therapieform Homöopathie bestehen darin, daß bei der Zubereitung der Medikamente eine hohe Stufe der Verdünnung des Ausgangsstoffes und die Beachtung der sogenannten Ähnlichkeitsregel zur Anwendung kommen. Der Begründer der Homöopathie ist der deutsche Arzt Samuel Hahnemann (1755 – 1843). Bei der Verdünnung, in der Homöopathie wird dieser Vorgang Potenzierung genannt, geht man davon aus, daß der kleinstmögliche Reiz in Form des Präparates gegeben werden soll, das als Anstoß für den Prozeß der Heilung ausreicht. Die Ähnlichkeitsregel bildet den ersten Leitsatz der Homöopathie. Sie besagt, daß der Wirkstoff, der im unverdünnten Zustand bei einem gesunden beziehungsweise beschwerdefreien Menschen die Beschwerden oder Krankheiten auslösen würde, bei diesem in verdünnter, potenzierter Form einzusetzen ist. Dabei werden Mittel in mittleren, hohen, bis zu sehr hohen Verdünnungsstufen eingesetzt. Die Potenzierung geschieht überwiegend in Zehnerschritten. Diese Dezimalstufen beziehungsweise Dezimalpotenzen werden wie folgt bezeichnet: D 1 = 1 : 10, D 2 = 1 : 100, D 3 = 1 : 1000, D 4 = 1 : 10000 usw. Weniger gebräuchlich sind Zentesimalpotenzen, also Hunderterschritte: C 1 = 1 : 100, C 2 = 1 : 10000, D 3 = 1 : 1000000 usw. Aufgrund dieser, für die grob materialistisch orientierte Schulwissenschaft nicht akzeptablen hohen Verdünnungsstufen, hat die Homöopathie seit jeher einen schweren Stand. Auch in diesem Fall gilt, daß das, was nicht (wahr) sein kann auch nicht (wahr) sein darf.

Durch den gängigen Kalauer „Homöopathie ist ein Tropfen Wirkstoff in den Bodensee gekippt, umgerührt und in Flaschen abgefüllt“ wird diese Einschätzung noch einmal bestätigt.

Dessen ungeachtet haben sich homöopathische Medikamente weit Generationen in der ganzheitlichen Therapie hervorragend bewährt. Die Homöopathie, insbesondere die Richtung dieser Therapie, die keine Komplexmittel, sondern nur potenzierte Einzelwirkstoffe einsetzt, die klassische Homöopathie, erlebt gerade in den letzten Jahren eine bemerkenswerte Renaissance.

Als weitere Therapieverfahren haben sich insbesondere bei Kopfschmerzen und Migräne die Akupunktur, Neural- und Segmenttherapie, Chirotherapie (Chiropraktik), Fußreflexzonenmassage, Akupressur, die Anwendung von Ganz- und Teilbädern (Balneotherapie), das Baunscheidtverfahren, die Schröpfkopfbehandlung, Störfeldbeseitigung und als besonders wichtig und wirkungsvoll Methoden der Entspannung, Streßbewältigung und der Psychotherapie erwiesen. Auf die zuletzt genannten Verfahren werde ich in den folgenden Kapiteln noch näher eingehen. Selbstverständlich werden nicht alle Therapieformen nacheinander oder parallel bei einem Patienten zur Anwendung kommen. Auch wird nicht jeder Therapeut sämtliche Therapieverfahren beherrschen oder anwenden. Hinzu tritt die Tatsache, daß von unterschiedlichen Therapeuten auch unterschiedliche Therapiearten bevorzugt werden. Auch hier gilt der Satz, daß viele Wege nach Rom führen. Eine Patenttherapie für Kopfschmerzen oder Migräne kann es ohnehin nicht geben, da gerade bei diesen Krankheitsbildern eine individuelle Vorgehensweise erforderlich ist. In diesem Falle sollte nicht nur eine nebenwirkungsfreie, sondern auch eine über körperliche Ursachen hinausgehende ganzheitliche Therapie das Ziel der gemeinsamen Bemühungen von Patient und Behandler sein.

In meiner Praxis hat sich bei der Migräne- und Kopfschmerzbehandlung die folgende Kombination von Diagnose- und Therapieverfahren seit Jahren besonders bewährt.

Nach den allgemein üblichen körperlichen Untersuchungsmethoden, einschließlich der Blutdruckmessung und der Anamneseerhebung erfolgt zunächst eine Iris-Diagnose. Daran schließt sich eine ergänzende beziehungsweise vergleichende Diagnose der Fußreflexzonen und anderer, im Bereich der Wirbelsäule, des Schulter- und Nackengebietes und des gesamten Kopfes gelegener Reflex- und Druckpunkte an. Wichtig dabei ist auch die

Inspektion des Mund- und Rachenraums, um die gerade in diesem Bereich so häufig vorhandenen Störfelder oder Herdinfektionen aufzudecken. Etwa 90 Prozent aller Fälle treten im Kopfbereich, und zwar überwiegend am Ober- und Unterkiefer auf. Hier können vor allem tote (devitale) oder mit unterschiedlichen Füllungen und/oder Kronen versehene Zähne, insbesondere Amalgamplomben, Störfelder bilden. Störfelder oder Herdinfektionen können ebenso direkt am Kieferknochen, in den Kiefer-, Stirn- und Nasennebenhöhlen oder an den Gaumenmandeln auftreten. Da zur Feststellung von Kieferherden Röntgenaufnahmen nicht ausreichen, ist eine gute Zusammenarbeit mit einem biologisch orientierten Zahnarzt, wie sie in meinem Fall gegeben ist, sehr hilfreich. Mit einem speziellen Elektroakupunkturtest sind hierfür ausgebildete Zahnärzte in der Lage, vorhandene Herde und Störfelder im Kiefer- und Kopfbereich aufzuspüren und gegebenenfalls zu beheben. Ebenso häufig ist eine generelle Sanierung des Gebisses für den Erfolg einer Kopfschmerz- oder Migränebehandlung von Bedeutung. Hierzu gehören auch Fehlstellungen des Kiefers und der Zähne, wie zum Beispiel der Kreuzbiß, die zu einer Überbelastung der Kiefergelenke und damit neben anderen Faktoren zum Ausgangspunkt von Kopfschmerzen werden können (Costen-Syndrom). Als Sitz weiterer Störfelder kommen häufig chronische Blinddarm- oder Gallenblasenentzündungen, die ausgeheilt werden müssen, aber auch Narben aller Art in Frage. Diese sollten möglichst durch neuraltherapeutische Injektionen „entstört" werden. Die Beseitigung von Herdinfekten und Störfeldern ist deshalb so wichtig, da sonst auf Dauer eine erfolgreiche Therapie nicht möglich ist: Durch Herdinfekte gelangen von dort aus ständig Bakteriengifte in den Blutkreislauf, die wiederum jegliche chronische Krankheit auslösen können. Außerdem werden die körpereigenen Abwehrsysteme durch das Vorhandensein von Störfeldern blockiert.

Bei der Therapie hat sich in meiner Praxis vor allem die Ohrakupunktur in Verbindung mit der Chirotherapie, homöopathischen Komplexpräparaten und die kurmäßige Anwendung von Teilbädern, nämlich einer mindestens vierwöchigen Fußüberwärmungskur (Herz-, Kreislauf- und Gefäßtraining) bewährt. Parallel dazu treten therapeutische Gespräche, Entspannungs- und Suggestionstherapie, gegebenenfalls eine aufdeckende Hypnosetherapie und Elemente der Farb- und Musiktherapie. Als Einstieg zur Aufdeckung und Aufarbeitung des seelischen Hintergrundes hat sich in meiner Praxis der schon angesprochene Lüscher-Test hervorragend bewährt. Mit Hilfe dieses Tests, der in der Durchführung und Auswertung nach entsprechender Einweisungs- und Einarbeitungszeit recht problemlos durchzuführen ist, läßt sich ein sehr genauer Befund über den zum Zeitpunkt des Tests bestehenden seelischen

Zustand des Patienten erheben. Aus diesem Grunde wird dieser Test mit Recht häufig als seelisches Fieberthermometer bezeichnet, das den momentanen seelischen Zustand mißt. Außerdem werden mit diesem Test Hintergründe deutlich. In diesem Zusammenhang möchte ich darauf aufmerksam machen, daß ähnliche, mit dem Namen und Foto von Professor Lüscher versehene Tests, wie sie häufig in Illustrierten auftauchen, mit dem Originaltest nichts zu tun haben. Will man zu wirklich zuverlässigen und aussagekräftigen Ergebnissen kommen, so darf tatsächlich nur mit den Originaltestunterlagen gearbeitet werden. Ein wesentliches Kriterium stellen zum Beispiel die genauestens festgelegten Farbnuancierungen der Testkärtchen dar, so wie sie nur der Originaltest aufweist.

Natürlich richtet sich die Durchführung der Therapie einmal nach der individuellen Situation und zum anderen nach der Bereitschaft zur Mitarbeit des jeweiligen Patienten.

Ziel meiner therapeutischen Bemühungen ist es grundsätzlich, den Patienten deutlich zu machen, daß irgendwelche Wundermittel gegen Krankheiten nicht existieren, daß immer nur der ganze Mensch krank und betroffen ist, Krankheit weder vom Himmel fällt, noch unabwendbares Schicksal, sondern insbesondere das Ergebnis falschen Denkens und Handelns ist; beides ist veränderbar. Und nicht zuletzt betone ich, daß eine (ganzheitliche) Therapie einen schrittweisen Prozeß und nicht einen Mechanismus, der „einfach so umklappt“, darstellt.

5.2. Ganzheitliche und ergänzende Therapieverfahren

Zusätzlich zu den rein naturheilkundlich orientierten Behandlungsmethoden haben sich in den letzten Jahren psychologische beziehungsweise psychotherapeutische Behandlungsverfahren vermehrt durchsetzen können. Die Erkenntnis, daß zwischen Geist, Psyche und Körper eine Wechselwirkung besteht, ist der Ansatzpunkt dieser Therapieverfahren.

Der Zusammenhang von Streß und Kopfschmerzen wurde in den vorangegangenen Ausführungen bereits angesprochen. Gemeint ist der psychische Streß. Die Ursachen, die zum Streß führen, sind dabei höchst unterschiedlich. Grundsätzlich ergeben sie sich einmal aus einer mangelnden Harmonie zwischen Geist, Körper und Seele im Individuum selbst und zum anderen aus dem Verhältnis des einzelnen Menschen zu seiner Umwelt und umgekehrt.

Besonders häufig wirken sich unbewältigte Konflikte und mit der erlebten Realität nicht übereinstimmende Wertvorstellungen aus. Die Folgen hiervon sind auf der psychischen Ebene Angst, Unsicherheit, Enttäuschung, Mutlosigkeit et cetera. Auf der körperlichen Ebene finden sie ihre Entsprechung als Symptome. Unterzieht man diese Symptome einer ganzheitlichen Betrachtungsweise, so weisen sie uns über die Sprache der Symptome (Organsprache) auf die geistig-seelischen Ursachen hin.

Der Kopf ist die Haupt-Sache des Menschen. Hier befindet sich nicht nur das Gehirn, der Ort, an dem die uns beherrschenden Gedanken entstehen, sondern auch die zentrale Schaltstelle, die unsere Körperfunktionen regelt. Jeder kennt wohl die Klagen vieler Mitmenschen „mir platzt gleich der Schädel", „mir brummt der Schädel", „diese Sache bereitet mir Kopfschmerzen", „ich zerbreche mir den Kopf darüber", „das halte ich im Kopf nicht aus", „ich halte den Druck nicht aus" und so weiter. Deutlich weisen uns diese Mitteilungen auf den geistig-seelischen Ursprung der Beschwerden hin. Diese Menschen können nicht abschalten, nicht loslassen. Unbewältigte Konflikte und damit verbundene Ängste halten sie unter Spannung und manifestieren sich, solange sie ungelöst bleiben, als Migräne und Kopfschmerzen. Erst wenn wir die diesem Symptom zugrunde liegende Information und die darin enthaltene Aufforderung, die Spannung zu beseitigen, verstanden und realisiert haben, beseitigen wir die Ursache und damit das Symptom. Dieses geschieht entweder dadurch, daß wir die spannungserzeugenden Umstände verändern oder aber unsere Einstellung dazu.

Entsprechend sind die als Begleitsymptome der bei Migräne und Kopfschmerzen auftretenden Magen- und Darmbeschwerden zu verstehen. Sie weisen darauf hin, daß die hiervon Betroffenen etwas „nicht verdauen", „nicht aufnehmen" und damit nicht akzeptieren können, daß sie „sauer reagieren" oder „Gift und Galle spucken".

Migräne- und Kopfschmerzkranke müssen sich fragen und klären, was sie nicht schlucken können oder wollen, ob sie etwas in sich hineinfressen, wie sie mit ihren Gefühlen verfahren, worüber sie „sauer" sind, wie sie mit ihren Aggressionen umgehen oder ob sie Konflikten ausweichen. Weiterhin gilt es zu klären, worüber sie sich den Kopf zerbrechen, was sie im Kopf nicht aushalten, was sie derartig unter Spannung und Druck hält, warum sie zu angestrengt versuchen nach oben zu kommen, also zu ehrgeizig sind, ob sie zu dickköpfig sind, versuchen, mit dem Kopf durch die Wand zu gehen oder ob sie durch ihr Denken versuchen, das Handeln zu ersetzen; Hirn (Denken) und Herz (Fühlen) sich noch im Einklang befinden.

In den folgenden Abschnitten werden ganzheitliche (Selbsthilfe-)Methoden vorgestellt und beschrieben, mit deren Hilfe nicht nur der Entstehung von Kopfschmerzen und Migräne wirksam vorgebeugt oder begegnet werden kann, sondern deren Anwendung Schritt für Schritt in die Lage versetzt, die

Verantwortung für die Gesundheit weitgehend selbst zu übernehmen. Letztlich besteht das Ziel darin, das Schicksal selbst in die Hand zu nehmen; denn jeder bekommt das, was er verursacht.

6.

Hochwirksame Selbsthilfemethoden

6.1. Das Autogene Training

Das Autogene Training (AT) wurde in den zwanziger Jahren von dem Berliner Nervenarzt Prof. Dr. J. H. Schultz als eine Methode der konzentrativen Selbstentspannung entwickelt. Das Ziel des AT ist zunächst die Erreichung eines vertieften Entspannungszustandes, der es ermöglicht, endlich einmal alles Belastende und Negative loszulassen und den sich einstellenden Zustand der Ruhe, Schwere, Wärme und Geborgenheit zu genießen.

Es ist eine Methode, die durch stufenweise erlernbare und methodisch durchgeführte Übungen das Ziel verfolgt, sich innerlich immer mehr zu lösen, zu versenken, um eine für den gesamten Organismus von innen kommende Umschaltung zu erreichen, um Gesundes zu stärken, Ungesundes zu mindern oder abzustellen. Im Laufe der (Übungs-)Zeit wird dem autogen Trainierten eine entspannte, gelassene Haltung zur zweiten Natur. Er gewinnt Kraft, Energie und Zuversicht, um sein Leben zu meistern. Der Name dieses Verfahrens weist bereits darauf hin, daß es sich um eine Tätigkeit, um etwas Aktives handelt. Nämlich um ein aus dem Selbst (autos) entstehendes (genos) Üben, um sich, wie es der Volksmund ausdrückt, „selbst wieder in den Griff zu bekommen". Der zweite Faktor ist das Trainieren, also das systematische auf Wiederholung basierende Einüben. So paradox es auch erscheinen mag, wir müssen erst trainieren, wieder lernen, uns zu entspannen und loszulassen, um uns regenerieren und positiv beeinflussen zu können. Ausgehend von den Erfahrungen der Hypnose, daß sich durch Suggestionen (verbale Beeinflussungen) normalerweise autonom im Körper ablaufende Vorgänge lenken lassen, setzt das AT diese Erkenntnis der suggestiven Beeinflussung in Entspannungsübungen um. Der während einer Hypnose durch die vegetative Umschaltung ausgelöste Zustand der Ruhe, Schwere und Wärme, der vom Hypnotiseur durch entsprechende Suggestionen eine Verstärkung erfährt, wird im Rahmen des AT durch systematisch angewandte Auto-(Selbst-)Suggestionen hergestellt. Das AT wird grundsätzlich in einer entspannten Haltung mit geschlossenen Augen durchgeführt. Für das Training haben sich die folgenden drei klassischen Übungshaltungen bewährt: Die Liegehaltung (Rückenlage), die Sitzhaltung (unterstützt durch eine Rücken- und Armlehne), auch Königssitz genannt, und die Droschkenkutscherhaltung (freie Sitzhaltung mit vorgebeugtem Oberkörper und auf den Knien ruhenden Unterarmen).

Die Grundübungen des AT bestehen aus der Schwereübung, Wärmeübung, Herzübung, Atemübung, Sonnengeflecht- bzw. Oberbauchübung und der Stirn- bzw. Kopfübung. Diese Übungen beinhalten ein schrittweises Erlernen und Beherrschen der Muskelentspannung, der Entspannung der Gefäßmuskulatur, eine Ruhigstellung des Brustraumes (Herz und Atmung) und des Bauchraumes (besonders von Magen und Darm) und einer Entspannung des Kopfgebietes. Mit gezielten Übungsformeln (Suggestionen) werden zunächst einzelne Körperteile beziehungsweise Körperabschnitte beeinflußt, um später eine Generalisierung des gewünschten Zustandes zu erreichen. Nach einigen Wochen konsequenten Übens stellen sich bereits nur durch die Gedanken an Ruhe, Schwere und Wärme und deren bildhafte Vorstellung diese Zustände automatisch ein. Man erlebt sich in tiefer Ruhe, Entspannung und Ausgeglichenheit, verbunden mit einem angenehmen Gefühl der Schwere und Wärme. Bei Beherrschung aller sechs Grundübungen wird dieser höchst angenehme Zustand durch eine ruhige Atmung und Herztätigkeit, einen strömend warmen Leib und einen klaren, angenehm kühlen Kopf unterstützt.

Durch die Formel „Fäuste geschlossen und fest, tief atmen, Augen auf" ist der Übende jederzeit in der Lage, sich in den Normalzustand zurückzuholen, um sich anschließend erholt, erfrischt, mit Mut und Zuversicht ausgestattet, seinem unterbrochenen Tun wieder zuwenden zu können.

Auch wenn im Rahmen dieser Kurzdarstellung des AT nicht konkret auf die einzelnen Abfolgen des schrittweisen Erlernens und den damit jeweils verbundenen Suggestionen eingegangen werden kann, möchte ich zum besseren Verständnis zumindest auf den Ablauf der ersten Übung und die bei fortgeschrittenerem Übungsstand anzuwendenden Kurzformeln eingehen.

Übungsformeln der ersten Übung:

Ich bin ganz ruhig 1 x

Mein rechter (bei Linkshändern linker) Arm ist ganz schwer 6 x

Ich bin ganz ruhig 1 x

Mein rechter Arm ist ganz schwer 6 x

Ich bin ganz ruhig 1 x

Mein rechter Arm ist ganz schwer 6 x

Ich bin ganz ruhig 1 x

Mein rechter Arm ist ganz schwer 6 x

Ich bin ganz ruhig 1 x

Fäuste geschlossen und fest, tief atmen, Augen auf!

Diese Übungsformeln werden nicht gesprochen, sondern man stellt sie sich möglichst bildhaft im Geiste vor. Im Verlauf der nächsten Übungsschritte wird die Schwere, die durch die Muskelentspannung entsteht, stufenweise über Arme, Beine und Rumpf auf den ganzen Körper bezogen geübt. Ebenso gestaltet sich der Ablauf der Wärmeübung, die aufgrund der erfolgenden Gefäßerweiterung und der daraus resultierenden verbesserten Durchblutung ein angenehmes Wärmegefühl erzeugt. Die weiteren Schritte bilden die Ruhigstellung der Atmung („Ich atme ruhig und regelmäßig") und des Herzens („Mein Herz schlägt ruhig und regelmäßig"), eine Entspannung und Mehrdurchblutung des Bauchraumes („Mein Sonnengeflecht beziehungsweise Oberbauch ist strömend warm") und als sechste abschließende Übung die Entspannung des Kopfgebietes („Meine Stirn ist angenehm kühl").

Ergänzend und vertiefend zu diesen Grundübungen können durch gezielte Suggestionen, über die körperliche und psychische Entspannung hinausgehend, Beschwerden, Störungen und Krankheiten positiv beeinflußt beziehungsweise aufgelöst werden. Darüber hinaus sind mit Hilfe dieser Suggestionen auch Veränderungen der Gesamtpersönlichkeit möglich. Im Rahmen meiner langjährigen Volkshochschul-Tätigkeit als Kursleiter für Autogenes Training und meiner Patientenkurse erlebe ich immer wieder, daß bereits nach drei- bis vierwöchigem Training Übungsteilnehmer sehr häufig berichten, daß sie keine Kopfschmerzen mehr haben.

Durch die Anwendung von spezifischen Suggestionen lassen sich Migräne und Kopfschmerzen erfolgreich beeinflussen und aufheben. Hierzu einige bewährte Beispiele: „Mein Kopf ist frei und klar"; „Schulter und Nacken ganz warm und weich"; „Schulter und Nacken locker und gelöst".

Es empfiehlt sich, das AT systematisch in Kursen zu erlernen, wie sie in Volkshochschulen und ähnlichen Institutionen angeboten werden. Diese Kurse laufen gewöhnlich über einen Zeitraum von acht bis 12 Wochen.

6.2. Die Farbtherapie

Die Erkenntnis, daß Farbe die Psyche beeinflußt und ihren Zustand widerspiegelt, ist uraltes Wissen der Menschheit. Bereits die alten Ägypter behandelten in ihren Sonnenlicht-Heiltempeln bestimmte Krankheiten mit Licht- und Farbtherapie. Von den Pyramiden von Gizeh führte ein heiliger Weg zu diesen Tempeln. Die damaligen Priester, die zugleich Ärzte waren, führten ihre Tätigkeit als eine Geheimwissenschaft aus. Schon zu dieser Zeit war der Wissensstand der Ärzte bemerkenswert hoch. Selbst chirurgische Operationen wurden durchgeführt. Mögen die hierfür benutzten Werkzeuge für unsere heutigen Maßstäbe auch recht abenteuerlich gewesen sein. Den Überlieferungen des griechischen Philosophen Hermes Trismegistos („Hermes, der dreimal Größte") haben wir zu verdanken, daß große Teile dieses Wissens erhalten geblieben sind. Hierin hat der Begriff der „hermetischen Wissenschaft" seinen Ursprung. Die Farb- oder Colortherapie, wie sie in neuerer Zeit auch genannt wird, zählt zu diesen hermetischen Wissenschaften.

Auch von den alten Chinesen weiß man, daß sie über Kenntnisse der Krankenbehandlung mit Farben verfügten. So wurden zum Beispiel Darmkranke mit gelber Farbe bestrichen oder hinter gelbe Vorhänge gelegt, um sie mit Hilfe des durchscheinenden Lichtes zu bestrahlen. Epileptiker behandelte man mit violetter, Scharlachkranke mit roter Farbe oder rotem Licht, das auf die beschriebene Art und Weise erzeugt wurde.

Die Zuordnung der Farbe zur psychischen Verfassung war ebenso bekannt. Rot wurde der Freude zugeordnet, Schwarz der Angst und Weiß der Trauer. In der Volksheilkunde ist die wohltuende Wirkung von Farben bei der Behandlung von Krankheiten seit langem bekannt. Dieses wird durch alte deutsche Hausrezepte belegt, die bei Rheuma oder Gicht die Umhüllung des betroffenen Körperteils mit einer mit Indigo gefärbten Schürze vorsah. In einem anderen Rezept wird bei Milchstauung oder Brustdrüsenentzündung ein Umschlag mit blauem Zuckerpapier vorgeschlagen. Erst in den letzten zehn Jahren wurde der Farbtherapie, wenn auch nur in beschränktem Umfang, in den Fachkreisen der Naturheilkunde wieder mehr Beachtung geschenkt, so daß inzwischen im medizinischen Fachhandel entsprechende Farbstrahler in unterschiedlichen Größen erhältlich sind. Sogenannte Rotlichtlampen, die bei Entzündungen im Rahmen der Wärmetherapie eingesetzt werden, fallen nicht hierunter. Es entspricht zwar den Erkenntnissen der Colortherapie, daß die Farbe Rot zu den „heißen Farben“ gehört, jedoch wird bei der Rotlichtbestrahlung, im Gegensatz zur Farbtherapie, gezielt die von der Lampe abgegebene Wärme ausgenutzt.

Die Wirkung von Farben beschränkt sich nicht nur auf die visuelle Wahrnehmung, sondern die Farbaufnahme erfolgt auch über die Haut. Diesen Tatbestand macht sich die Farbtherapie zunutze, indem gezielte Ganz- und Teilkörperbestrahlungen durchgeführt werden. Betrachtet man die Farbveränderung am Menschen im Krankheitsfalle, hier sind es Warnzeichen, so weisen sie uns auf die der jeweiligen Farbe zugrunde liegende Eigenschaft und Wirkung hin. Frost- und Erkältungserscheinungen zeigen sich in Blau, Fieberzustände in Rot, Leberleiden in Gelb und Druckstellen in Grünblau. Dem Naturgesetz der Ausgleichspole entsprechend verlangt Kälte Hitze, also rot, Hitze dagegen Kälte, also blau. Generell kann man auf die körperliche Ebene bezogen sagen, daß alle „heißen“ Farben wie Rot, Orange und Gelb die Gefäße dehnen, sie erweitern, durchblutungsfördernd und entkrampfend wirken. Die Farbe Grün hat ausgleichende Wirkung. Die Farben Blau, Indigo (helles Blau) und Violett haben eine kühlende „zusammenziehende", entzündungswidrige Wirkung.

Analog hierzu wirken sich die genannten Farben auf der geistig-seelischen Ebene aus. Die heißen Farben regen an, graduell abgestuft bis zur Aggressivität, die kalten Farben gleichen aus, beruhigen oder wirken einschläfernd bis depressiv. Farbbestrahlungen sind absolut unschädlich, ohne Nebenwirkungen und für jedes Alter geeignet. Auch benötigen die Augen keinen besonderen Schutz. Aufgrund von zahlreichen positiven Erfahrungen, die ich mit der Farbtherapie insgesamt und besonders bei der Behandlung von Migräne- und Kopfschmerzkranken gemacht habe, möchte ich jedem Betroffenen empfehlen, wenigstens einen Versuch mit dieser Therapieform zu unternehmen. Hierfür läßt sich ohne große Kosten und Mühen eine Schreibtisch- oder Nachttischlampe in ein Farbbestrahlungsgerät umfunktionieren. Die normale Glühbirne wird durch einen intensiv eingefärbten und verspiegelten Strahler, wie er für Lichtorgeln oder ähnliches benutzt wird, ersetzt. Es empfiehlt sich die Anschaffung von jeweils einem roten, blauen, grünen und gelben Strahler mit einer Stärke, die zwischen 75 und 100 Watt liegt. Bei den Bestrahlungen sollte der Abstand zur Haut zwischen 30 bis 50 cm betragen. Die Bestrahlung wird in einem abgedunkelten Raum in einer entspannten Haltung (sitzend oder liegend) durchgeführt. Da blaue Farbstrahlen eine beruhigend entspannende und gefäßverengende Wirkung haben, sind sie besonders für die Behandlung der Migräne geeignet. Möglichst schon während des Vorstadiums einer Migräneattacke, zu Beginn und während des Anfalls erst recht, ist die Bestrahlung des Gesichtes, des Hinterkopfes, der Halspartie und der Schläfen sehr wirkungsvoll. Die Bestrahlung sollte 20 Minuten durchgeführt und in zweistündigen Intervallen bis zum Ausbleiben der Schmerzen wiederholt werden. Ebenso ist bei Kopfschmerzen zu verfahren.

Liegt den Schmerzen eine Muskelverspannung der Schulter- und Nackenpartie zugrunde, hat sich eine anschließende oder wechselweise durchgeführte rote Bestrahlung dieses betroffenen Gebietes sehr bewährt.

Die als Begleitsymptome bei Migräne und Kopfschmerzen auftretenden Magen- und Darmbeschwerden können in der beschriebenen Art und Weise mit gelbem oder blauem Licht bestrahlt werden. Bei einem akuten, krampfartigen Schmerzanfall empfiehlt sich eine blaue, andernfalls eine gelbe Bestrahlung des Oberbauchs und des Darmbereichs.

Bei Wetterfühligkeit und Schwindel sollte ebenfalls in zweistündigen Intervallen eine Bestrahlung mit grünem Farblicht erfolgen. Hier werden Gesicht und Brust zehn Minuten lang und anschließend wiederum zehn Minuten Hinterkopf, Schulter- und Nackenpartie bestrahlt.

Vorbeugend und heilend wirken über einen längeren Zeitraum durchgeführte Bestrahlungen von jeweils täglich 3 x 10 bis 15 Minuten. Bei dieser Anwendung wird auf eine zweistündliche Wiederholung verzichtet. Ist eine Bestrahlung mit unterschiedlichen Farben erforderlich, ergibt sich die Bestrahlungszeit für die einzelnen Farben, indem die Gesamtbestrahlungszeit durch die Anzahl der benötigten Farben dividiert wird.

Die beschriebenen Anwendungen stellen keine starre Regel dar. Sie können individuell abgeändert werden, indem die Bestrahlungsdauer verlängert wird und/oder die Intervalle verkürzt werden. Auf jeden Fall sollte bei der Anwendung auf die Grundregel geachtet werden, daß Blau eine „kalte“ und Rot eine „heiße“ und Grün eine ausgleichende Farbe ist. Zur Verdeutlichung folgendes Beispiel: Würde man bei einem bestehenden Migräneanfall entgegen dieser Regel die ohnehin schon überdehnten Schläfenarterien anstatt blau rot bestrahlen, käme es zu einer erheblichen Verschlimmerung oder Verlängerung der Beschwerden durch eine zusätzliche Gefäßerweiterung.

Für eine behagliche Atmosphäre während der Bestrahlung sollte gesorgt sein. Als sehr angenehm und wirkungsvoll hat sich die Kombination von Farbtherapie und Entspannungs- oder Meditationsmusik erwiesen. Eine weitere empfehlenswerte Kombination besteht darin, Entspannungsübungen mit einer blauen Ganzkörperbestrahlung zu unterstützen, weil sich dadurch eine beachtliche Steigerung der Wirkung erzielen läßt.

6.3. Visualisieren

Diese wiederentdeckte uralte Methode der Menschheit verdient genauere Betrachtung, besonders im Hinblick darauf, daß unsere Vorstellungskraft gezielt zur Selbstheilung eingesetzt werden kann. Darüber hinaus ist die schöpferische Vorstellungskraft zu jeder Zeit für jedermann verfügbar, um mit deren Hilfe Ziele rascher zu verwirklichen. Vorstellungen wie auch Gedanken und Gefühle sind starke Energien, die wir mit dem Parabolspiegel unserer Konzentration, und dieses geschieht „anstrengungslos“, gezielt in eine Richtung lenken können, indem wir zum Beispiel unseren gesunden und glücklichen Zustand in entspannter Haltung vor dem geistigen Auge entstehen lassen, visualisieren. Der erwünschte Zustand wird dabei auf dem geistigen Bildschirm visuell als bereits eingetreten erlebt und mit entsprechenden Affirmationen (Bejahungen), wie die im Rahmen dieser Methode benutzten Suggestionen bezeichnet werden, unterstützt.

Die Energien dieser Gedankenformen sind zwar nicht objektiv meßbar, wirken aber dennoch auf Geist, Körper und Umwelt. Das Gesetz, daß jeder Gedanke und jede Vorstellung, die uns erfüllt, das Bestreben hat, sich zu verwirklichen, bestätigt diese Tatsache. Tatsächlich begegnen wir diesen Phänomenen tagtäglich im Alltagsleben. Denken wir doch nur an die Situation eines „eingebildeten“ Kranken. Dieser wird als krank bezeichnet, ohne daß seine Krankheitsursache ermittelt werden kann. Er ist Opfer seiner eigenen fehlgerichteten bildhaften Vorstellung geworden. Die genannte Formulierung drückt es auch schon aus: Das Bild des Krankseins hat sich in diesem Menschen festgesetzt und entsprechend verwirklicht. Aus diesem Teufelskreis kommt er nicht mehr heraus. Doch wenn es einen Teufelskreis gibt, muß es auch einen „Engelskreis“ geben.

Dieses bestätigen in höchst eindrucksvoller Weise die Ergebnisse des Krebsberatungs- und Krebsforschungszentrums in Forth Worth (Texas), USA. Der dort tätige Onkologe Carl Simonton und seine ebenfalls in diesem Zentrum als Psychologin beschäftigte Ehefrau Stephanie haben zusammen mit ihren Mitarbeitern und Patienten ein psychotherapeutisches Verfahren entwickelt, in dem die Methode des Visualisierens zentrale Bedeutung hat. Im Rahmen dieses Konzeptes finden täglich drei Visualisierungsübungen statt. Der Patient stellt sich während dieser Übungen bildhaft vor, wie er den Krebs besiegt hat und als gesunder, kräftiger und glücklicher Mensch seinen gewünschten Lebensgewohnheiten nachgeht.

Eine andere Form ist die Visualisierung eines symbolischen Bildes der Gesundung. Häufig werden bei dieser Form die Krebszellen als Fischrogen gesehen, die von kräftigen Fischen aufgefressen werden. Ein weiteres symbolisches Bild benutzt die weißen Blutkörperchen, die als Repräsentanten der körpereigenen Abwehr gelten, um daraus ein Heer zu bilden, das die Krebszellen besiegt.

Mit einer Gruppe von krebskranken Patienten, die von den Ärzten bereits aufgegeben war, wurde dieses Therapiekonzept begonnen. Die Ergebnisse waren höchst erfreulich: Nicht nur, daß sich bei einem Teil der Patienten die zu erwartende Lebensdauer erheblich verlängerte, verbunden mit einer gesteigerten Lebensqualität, sondern auch ein anderer nicht geringer Teil der Patienten völlig gesundete. Durch die inzwischen hinzugewonnenen und umgesetzten Erfahrungen konnten diese erfreulichen Ergebnisse noch verbessert werden. Seit einigen Jahren wird die sogenannte Simonton-Methode auch in Deutschland in psychosozialen Beratungsstellen für Krebskranke erfolgreich angewendet.

Ein anderes, zunächst spektakulär erscheinendes Beispiel stellt das Feuerlaufen dar. Über dieses Thema wurde gerade in den letzten Monaten in den öffentlichen Medien häufig berichtet. In entsprechenden Seminaren werden die Teilnehmer darauf vorbereitet, barfuß und unversehrt über einen glühenden, 700 bis 800 Grad heißen Kohlenteppich zu gehen. Im Rahmen einer vierstündigen Vorbereitungszeit finden neben Entspannungsübungen vor allem Visualisierungsübungen statt. In diesen Visualisierungsübungen wird der positive Verlauf des Feuerlaufens als bereits eingetreten vorweggenommen, um anschließend, wie im voraus auf den geistigen Bildschirm projiziert, mit Glaube, Mut und Zuversicht ausgestattet diesen glühenden Teppich völlig unversehrt zu durchschreiten. Vorstellung und Glaube machen möglich, was der Verstand nicht begreift. Eine wissenschaftliche Erklärung hierfür gibt es bis heute nicht. Es ist zwar grundsätzlich richtig und wichtig, seinen Verstand zu benutzen, jedoch in dieser Situation würde er kläglich versagen. Auch hier ist unsere innere Stimme der bessere Ratgeber. Nachdem ich bereits zweimal an Feuerlauf-Seminaren teilgenommen und insgesamt viermal den Glutteppich unversehrt durchschritten habe, kann ich dieses nur bestätigen.

Die geschilderten Beispiele wurden von mir ausgewählt, um einmal die enorme Kraft des Visualisierens zu demonstrieren und zum anderen in der Hoffnung, den von Migräne und Kopfschmerzen geplagten Leser zu ermutigen, diese Methode zur Auflösung seiner Beschwerden anzuwenden.

Wer erfolgreich mit dieser Methode arbeiten will, sollte sich zunächst darüber im klaren sein, was er erreichen will, um daraus ein exaktes Bild des erwünschten positiven Zustandes zu entwerfen. Weiterhin sollte er sich mit einer Entspannungsmethode vertraut machen. Hierzu bietet sich ein Grundkurs für Autogenes Training an. In entspannter Verfassung wird geübt, das positive Bild des erwünschten Zustandes möglichst deutlich und lebensecht in allen Einzelheiten so lange wie möglich vor dem geistigen Auge festzuhalten und es mit Gefühlen der Freude und Dankbarkeit zu verstärken. Wer diese Übungen regelmäßig und konzentriert ausführt, wird auf den Erfolg nicht lange warten müssen.

Für die praktische Anwendung muß jedoch auf die entsprechenden Fachbücher verwiesen werden.

6.4. Anleitung zur Erstellung einer Suggestionskassette

Zum Abschluß dieses Buches möchte ich denjenigen, die noch keine Entspannungs- und Autosuggestionsmethoden beherrschen und sich trotzdem selbst helfen wollen, ein hochwirksames Mittel in die Hand geben, ihre Selbstheilungskräfte zu aktivieren. Dieses Mittel besteht in einer selbstbesprochenen Kassette, bei deren Aufnahme folgende Regeln beachtet werden sollten:

Der Text soll langsam, deutlich und in einem beruhigenden Tonfall gesprochen werden. Zwischen den einzelnen Sätzen sind kürzere, zwischen den unterschiedlichen Suggestionen längere Pausen zur Steigerung der Wirkung erforderlich. Parallel dazu kann eine beruhigende Hintergrundmusik leise eingespielt werden. Die Anwendung der Suggestionskassette sollte zwei- bis dreimal täglich erfolgen:

morgens direkt nach dem Erwachen und mittags jeweils die Tagesversion, abends direkt vor dem Einschlafen die Abendversion. Eine behagliche und ungestörte Umgebung ist für die erfolgreiche Anwendung, die in entspannt liegender Haltung durchgeführt wird, die notwendige Voraussetzung. Bemühen Sie sich nicht darum, jedes Wort der Kassette bewußt aufzunehmen, sondern lassen Sie die Worte einfach passiv auf sich einwirken. Dadurch öffnet sich das Tor zu Ihrem Unterbewußtsein, daß die Suggestionen bereitwillig aufnimmt. Durch wiederholte Anwendung prägen sich diese positiven Suggestionen von Mal zu Mal tiefer in Ihr Unterbewußtsein ein, um alte Negativprogramme Schritt für Schritt zu ersetzen. Das schon angeführte Gesetz, das jeder Gedanke und jede Vorstellung, die uns erfüllt, das Bestreben hat, sich zu verwirklichen, findet hier konkrete Anwendung. Die im Unterbewußtsein verankerten Suggestionen bewirken eine positive psychische Umstellung, die sich schrittweise auch auf der körperlichen Ebene manifestiert. Werden den Suggestionen keine Widerstände entgegengesetzt, ersetzen sie bisherige Mangelprogramme wie Angst, Unsicherheit, Pessimismus und Disharmonie durch Mut, Selbstvertrauen, Zuversicht und Gelassenheit.

Text für die Suggestions-Kassette:

„Ich mache es mir jetzt ganz bequem. – Ich schließe die Augen und lasse Arme und Beine ganz locker fallen. – Nichts mehr wollen, jetzt ganz passiv sein. – –

Ich spüre nun eine angenehme Müdigkeit, die sich in meinem ganzen Körper ausbreitet und gebe mich ganz dieser angenehmen Müdigkeit hin. – Arme und Beine werden schwer – alles versinkt ganz weit. – Müde wird der Körper – immer müder und müder. – Die Gedanken lösen sich auf – ich lasse mich treiben in einer wohltuenden Ruhe, die mit jedem Atemzug tiefer und tiefer wird. – Dabei höre ich ganz deutlich diese Worte. – Mit jedem Atemzug lasse ich mich tiefer und tiefer sinken und höre nur noch auf diese Worte. – Einfach loslassen – fallenlassen – geschehen lassen. (Kleine Pause)

Ich richte jetzt meine Aufmerksamkeit ganz auf meine Beine – und spüre und empfinde jetzt ganz deutlich, wie meine Beine schwer werden. – Immer schwerer werden meine Beine – schwerer und schwerer. – Nun werden auch meine Arme ganz schwer. – Immer mehr Schwere fließt nun auch in meine Arme und läßt meine Arme immer schwerer werden – schwerer und schwerer. – Meine Arme und Beine sind jetzt ganz angenehm schwer, bleiern schwer, ganz bleischwer. – Es zieht mich nach unten, als ob Gewichte an mir hängen würden. Dabei fühle ich mich ganz wohl. – Auch meine Augenlider werden nun ganz schwer. – Ich spüre nun eine angenehme, bleierne Schwere in meinen Augenlidern, die meine Augenlider ganz stark nach unten zieht. Die Augen sind jetzt fest geschlossen. Ich will meine Augen jetzt auch gar nicht mehr öffnen, sondern ich lasse mich immer tiefer und tiefer sinken in dieses wunderbare Gefühl der Müdigkeit und Schwere. Ich werde immer müder – müder und müder. – (Ein bis zwei Minuten Pause)

Nichts kann stören. – Ich höre jetzt nur noch auf diese Worte und lasse diese Worte auf mich wirken. – Ich spüre und empfinde jetzt ganz deutlich, wie ich allmählich noch tiefer sinke – immer tiefer und tiefer – in eine tiefe, tiefe, wohltuende Ruhe. – Jedesmal wenn ich diese Kassette höre, werde ich noch lockerer, noch gelöster und sinke von Mal zu Mal tiefer in diesen wunderbaren Ruhezustand. – Ich fühle mich ganz wohl. Nichts ist mehr wichtig jetzt. Ich bin vollkommen ruhig, locker, gelöst und entspannt. Ich fühle mich ganz wohl. – Meine Ruhe ist jetzt tief und fest, ganz tief und fest. – In diesem wunderbaren Ruhezustand öffnet sich jetzt das Tor zu meinem Unterbewußtsein. Ganz weit öffnet sich jetzt das Tor zu meinem Unterbewußtsein und alle Worte, die ich jetzt höre, dringen ganz leicht und tief in mein Unterbewußtsein und prägen sich dort ein. – Ich spreche die folgenden Sätze in Gedanken nach, nur in Gedanken und stelle mir dabei alles ganz bildhaft, ganz plastisch vor.

Ich bin ganz ruhig, vollkommen gelöst und entspannt. –

Ein wunderbares Gefühl der Ruhe und Gelassenheit erfüllt mich. –

Ich bin vollkommen in Harmonie mit mir und meiner Umgebung. –

Meine Sicherheit und mein Selbstvertrauen wachsen von Tag zu Tag. –

Ich vertraue auf die Kraft und die Energie in mir. –

Meine Arbeit/die Schule/das Studium fällt mir leicht und macht mir Freude. –

Mein Herz schlägt ruhig und regelmäßig, – (Bei niedrigem Blutdruck die Suggestion in „kräftig und regelmäßig" ändern) -

Mein Kreislauf ist stabil. –

Meine Durchblutung ist gut. –

Magen und Darm sind ruhig und warm. –

Verdauung und Stoffwechsel arbeiten perfekt. –

Schulter- und Nackengebiet sind ruhig, entspannt und warm. –

Mein Schlaf ist tief und erholsam. –

Mein Kopf ist frei und klar, ganz frei und klar. –

Meine Gesundheit festigt sich von Tag zu Tag. –

Ich erkenne meine Gefühle und Bedürfnisse und handele danach.

Nur positives Denken und Handeln bestimmen meinen Weg. –

Zuversichtlich und voller Lebensfreude blicke ich in die Zukunft. –

Es geht mir von Tag zu Tag in jeder Hinsicht immer besser und besser.

Ich schaffe es. –

Ich empfinde noch einmal diese wunderbare Entspannung, die meinen ganzen Körper erfüllt. – Tiefe Freude über mein Wohlbefinden durchströmt mich von Kopf bis Fuß. – Ich empfinde diese angenehme Entspannung von Tag zu Tag mehr. **)

In diesem wunderbaren Ruhezustand hat sich jede Zelle meines Körpers mit frischer Kraft gefüllt. Ich fühle mich ganz wohl. –

**) Der Text für die Nachtversion endet an dieser Stelle. Für die Tagesversion besprechen Sie bitte die Rückseite der Kassette mit dem vollständigen Text.

Und nun wird mein Körper von den Füßen bis zum Kopf immer leichter und freier, ganz leicht, ganz normal. Wenn ich gleich aufstehe, bin ich ganz erholt, ganz erfrischt, voller Mut und Zuversicht; denn ich weiß ganz genau: Ich schaffe es. Die Worte wirken weiter.

Und nun wird auch mein Kopf immer leichter und freier. Jetzt ist auch schon mein Kopf ganz leicht und frei. Jetzt werden auch meine Augenlider immer leichter und freier. Nun sind auch meine Augenlider schon ganz leicht und frei. Augen auf! Ich fühle mich jetzt ganz locker, leicht und frei beweglich. Ich bin voller Kraft und Energie und fühle mich ganz frisch und wohl.

Literaturverzeichnis

ALEXANDER, M., und ZOUBEK, E: Schmerzfrei durch Biomedizin
Econ-Verlag, Düsseldorf 1984

BÄKER, B.A.: Migräne und Kopfschmerzen sind heilbar
Econ-Verlag, Düsseldorf 1985

DETHLEFSEN, T., und DAHLKE, R.: Krankheit als Weg – Deutung und Bedeutung der Krankheitsbilder
Bertelsmann-Verlag, München 1983

EBERHARD, L.: Heilkräfte der Farben
Drei Eichen Verlag, München 1974

KNIEP, P.: Die entspannte Seele – Autogenes Training in Theorie und Praxis
B. Kleine-Verlag, Bielefeld 1986

PATZOLD, U.: Ärztlicher Rat für Patienten mit Kopf- und Gesichtsschmerzen
G. Thieme-Verlag, Stuttgart 1980

SACKS, O.: Migräne
Kohlhammer-Verlag, Stuttgart-Berlin-Köln-Mainz 1985

SCHIEGL, H.: Colortherapie-Heilung durch Farbenkraft
Bauer-Verlag, Freiburg 1979

SIMONTON, C., und MATTHEWS-SIMONTON, St., und CREIGHTON, J.: Wieder gesund werden
Rowohlt-Verlag, Reinbeck b. Hamburg 1982

TEPPERWEIN, K.: Die Botschaft deines Körpers – Die „Sprache“ der Organe
CARVAL-Verlag, Triesen 1984